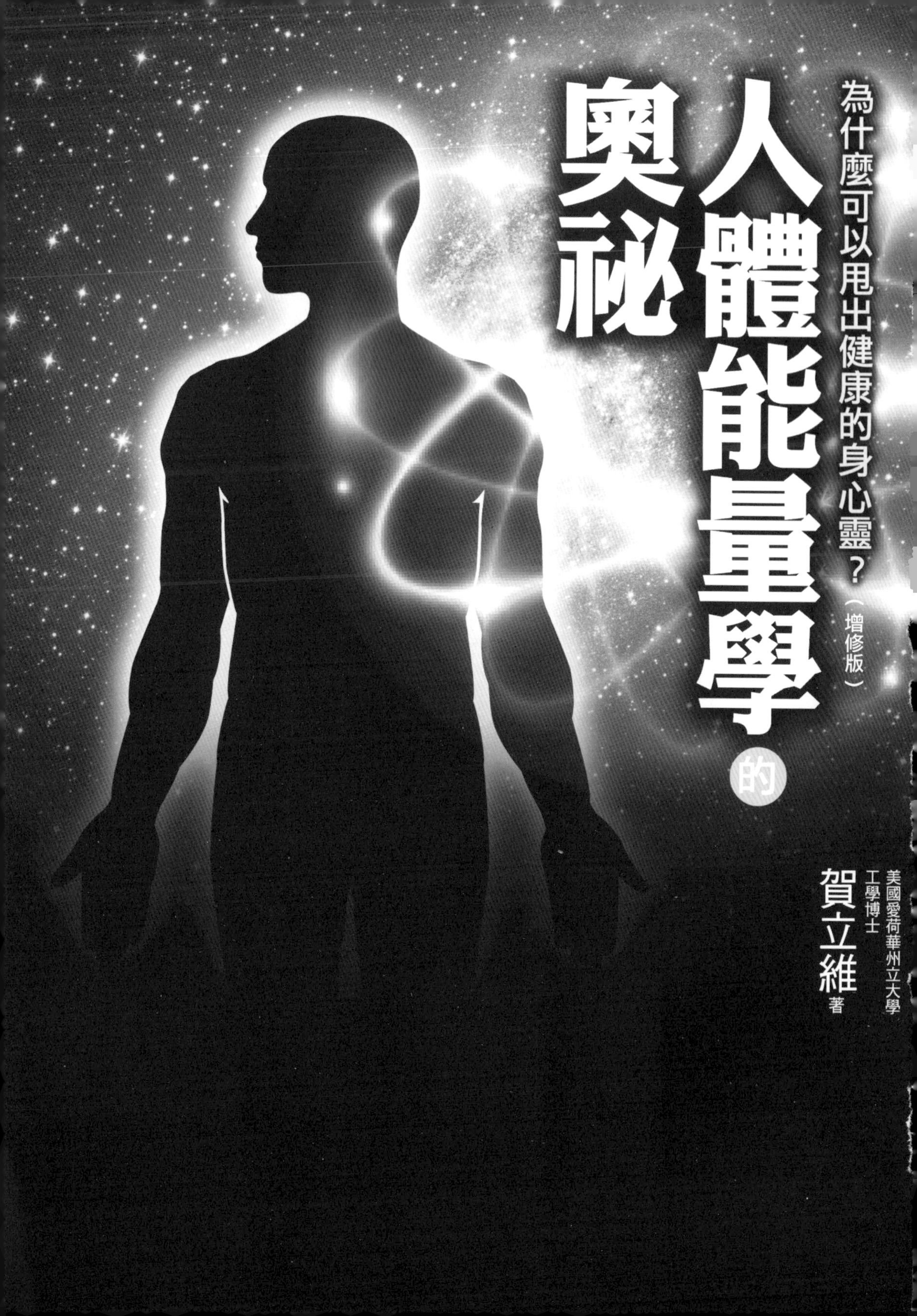

人體能量學的奧祕

為什麼可以甩出健康的身心靈？

（增修版）

美國愛荷華州立大學工學博士
賀立維 著

健康的能量治身

自馭的能量治心

智慧的能量治靈

目次

目次

推薦序

腳踏實地的科學家

李鳳山師父
梅門一炁流行創辦人

有一回在餐桌上，與賀教授聊到核能問題，他問我對「量子力學」有什麼看法。我並非科學家，便把從小練武修行得來的體悟與他分享，賀教授聽了我的解釋後，開始認真鍛鍊平甩功，重新體悟人體「量子力學」，展露他腳踏實地追求真理的科學家精神，也促成了本書的誕生，實是社會大眾的福氣！

科學家研究的是大宇宙，我研究的是小宇宙。我所感受到的「量子力學」有主動、被動、順動與震動——宇宙中有一種能量是主動的，這股能量會帶動原本是靜止狀態的東西，使之產生被動的能量；整個宇宙的循環是順動的，而中間的成長與蛻變就是震動。

以平甩功的鍛鍊來看，平甩由心而發，甩出去產生離心力，這是主動的力量；甩到末梢，從末梢感傳回到五臟六腑，所帶動的回流就是向心力，這是被動的力量；甩著、甩著，甩到心無旁騖，產生自然的規律，叫順動；每五次彈兩下就是震動，一則以加把勁，一則以提醒自己勿墨守成規。因過度規律時，手一邊甩，腦子一邊亂想，腦子是渙散的，所以彈那兩下，可以讓人剎那間完全集中、忘掉一切。這剎那即是知止的力量，知止而後有定，再從定中重新啟動，繼續甩下去，突然感覺到有氣動，或是產生瞑眩反應又是另一種震動。震動代表著一個蛻變，小蛻變有小震動，大蛻變有大震動，就像宇宙一般，透過震動，不斷地創造、革新。

除了物理層面，我也從心的角度去探討「量子力學」。甩手時，因為處於恆動狀態，甩到習慣了，心會離開所有思惟，產生了離心作用；甩著、甩著，心又回來了，叫回心；再甩下去，又離心了。而當我們彈那兩下，產生了回力，一來增加動力，二來產生回照，也就是反省的力量。如同我們平時做事，時而有心，時而無心，時而想這個，時而想那個，時而在回心狀態，時而在離心狀態，但人的心只要不斷反省，就會形成回力，持續進步。

中國人有一句話說，處事要虛心，虛心就是宇宙的一元復始，一元復始才能萬象更新。每個人在學習的階段都要保持虛心，之後還要用心，如果第一步虛心，第二步不用心，虛心就變虛偽了。用心之後要成事，就得有決心。但碰到問題，憑什麼革新？憑的就是回心，一則以回心而後轉意，一轉意又推陳出新了！一則以迴光返照，因迴光返照才能看清一切！這就是心的量子力學。

平甩功的好，在於它讓大家在形體上維持勁道，在心靈上不斷提升。人只要活著，就要有勁，這就是最重要的養生觀。賀教授以科學實證的精神探討平甩功對人體的功效，理論完整，將對平甩功和量子力學觀念更加認知，對大眾產生更多助益。期許人人看過此書後，能腳踏實地鍛鍊，練出身心穩定，從個人小宇宙的平衡，以至於創造大宇宙的平衡！

推薦序

我們就是在等這個！

王成章
北美洲台灣商會聯合會副總會長
梅門美洲總會總會長

在美國打拚四十年，我不遺餘力工作，熱愛幫助朋友，但總覺得還缺少了什麼。二〇一一年六月，李鳳山師父將平甩功帶到了奧蘭多，鍛鍊之後，覺得真是太棒了，我們就是在等這個！

美國華僑立足辛苦也生不起病，醫藥費非常昂貴，還折磨身心，李師父的平甩功解決了這些問題。奧蘭多的朋友們每週持續平甩團練，許多人的身心都獲得極大改善。九月份，我們特別組團返台，參加梅門德藝天地開幕，期間與賀教授結緣。

賀教授專研、探討氣功與人體的關係，把我們的國粹科學化，證實平甩功對人體健康的確有十足的幫助，他毫無保留地與大家分享他的研究結晶。我們很感動，進一步組織美洲總會，更有系統的將平甩功傳播出去。梅門美洲總會的成立，除了感恩李鳳山師父的引領，奧蘭多師兄姐智囊團的努力外，賀教授的貢獻功不可沒！

現代社會是文明的結晶，文明建立在科學的基礎上。有科學佐證的氣功更能加強人類的信心。因鍛鍊平甩功而受惠的實證已經很多，再加上賀教授紮實的理論基礎，更能加快平甩功傳播的速度，我相信，李鳳山師父說：「當平甩功比病毒傳播速度還快時，這個世界就有救了！」共勉之！

推薦序

從核能到人體能量

張榮森
國立中央大學光電科學與工程學系、生命科學系教授

科技的進展在這幾十年來突飛猛進，由巨觀進入微觀，由微米進入奈米，由機械進入能量，由機電進入MEMS（微機電系統，Micro Electro Mechanical Systems），由傳統生物學進入分子生物學，由心理學進入認知科學；這一切都導入科學的技術走向生命的研究。

台灣科學之父李國鼎先生，在數十年來任職總統府科技顧問團的時候，曾敦請數十位世界各國國家科技顧問來台，探討未來百年國家科技走的方向。結論是，機械電子工業之後是光電工業，而後是生命科技，於是李國鼎先生立刻在總統府下成立了「光電小組」，筆者有幸成為其

中一員，參與規劃。這幾十年一路看來，果不其然，世界潮流正是走著這個軌跡，而且無數的各國科學界的精英投入這一個研究熱潮，風起雲湧，越來越盛，而生命的古老謎團也越來越為人類瞭解。本書作者賀博士將他在此研究潮中的經歷以生花妙筆娓娓道來，十分引人。

我與賀博士相識數十年，他是我在大學物理系的學弟。我們畢業後，先後接受政府公費出國進修，我進入了光電領域，他進入了核能的領域。後來我們又在同一所研究機構工作，我擔任光電科學的研發，他從事核能的研發。

賀博士離開核能領域後，也投入了光電的領域，曾與我一起做過研究，目前與我一起指導幾位研究生做光電與傳統醫學的研究。

在這本書裡，賀博士從威力巨大的核能，談到精密的光電科學，進而討論更細微更神奇的人體能量，是難能可貴的事。尤其是將李鳳山師父的平甩功，用科學的角度來描述，分析其間的奧妙，是很好的創意。

在量子力學方面，賀博士用深入淺出的筆法，將它與心電感應作連結，將量子糾纏的原理用在這裡，是很有意思的事。目前國外有一些研究機構，也在做這方面的研究與應用。

將這本書推薦給對身體能量有興趣的朋友，尤其是對練功有興趣的朋友閱讀，是很有意義的事。我自己長期對練功、打禪、催眠有濃厚的興趣，也在這方面做過不少研究，亦在國際上發表過一些論文。人類在研究複雜的外太空與地球深處能量之際，也應多瞭解自己身體內部能量的奧祕，這是一本很值得看的書。

增修版序

本書自出版到現在，轉眼已過了八個年頭，在這八年中，我在人體能量領域中也涉獵了一些新知與領悟到一些心得，利用這次改版的機會加入書中與讀者分享。

此次改版新增的內容，主要是專注在近年來全球都突飛猛進，也受到世人關注的ＡＩ人工智能技術應用，以及逐年漸趨成熟的量子力學應用。我嘗試就此二大領域的發展與人體能量學的關聯，補充原書篇幅做進一步的敘述。

自序
能量、氣、身心靈與科學

生活在現代化的社會裡，人們已能夠脫離早年的戰亂、貧困的生活，而活在小康、安定的環境中。在這種小康社會中，人們也逐漸開始注重身心靈品質的提升，希望能活得更健康，活得更快樂，有更好的心靈寄託。

這本書期盼以科學的角度，由人體所發出與接受的能量，闡述現代人的身心靈生活，來探討人體能量與身心靈的關係。這種能量就是一般所稱的「氣」，人類以不同方式所呈現出來的氣，會產生不同的效果。

氣功就是人體能量表現的具體例子，千百年來氣功已成為人們重要且風行的強身健體活動。藉著氣功的力量，可讓人達到調身、調息與調心的效果，進而推展到抗病延年與開啟潛能的目標。後來流傳的太極拳，更沿襲氣功的精髓，讓人在精、氣、神三方面都能得到鍛鍊與薰陶。

自從與梅門一炁流行養生學苑認識，並與李鳳山師父結緣以來，對平甩功有了具體的體會。平甩功除了對身體健康有很好的幫助外，對心與靈方面也都有正面的助益。

經多次與李師父交談，彼此產生了一個共同的想法，就是希望將自身在科學領域所學到的知識，為平甩功作出有條理的物理學詮釋，為平甩功做一些力學、能量學等科學依據的探討。

當與朋友談起平甩功時，經常被問到一個問題，就是「平甩功有科學依據嗎？」而梅門的師兄師姐們也常被問到類似的問題，這個問題就啟發了我們追求這個答案的興趣。

所謂萬物皆有氣，能量與形態各有所不同。我就藉這個機會來探討這種「氣」與「能量」，在科學上的基礎；及它們能夠發揮什麼樣的功能？而這些功能對身心靈的修行又有什麼助益？

平甩功對人體健康上的幫助，在李鳳山師父一系列的作品集裡，已有相當多的實例與見證[1]，這方面的說服力已毋庸置疑。但若能在科學上再做進一步的探討，相信它就更有意義了。這本書就是以物理學的基本理論，力學與能量的觀點，來談平甩功的科學基礎。同時也延伸出探討其他功夫派別的基礎科學背景，進而探究大自然能量的道理。

平甩功是以「三分功法、七分心法」為宗旨，三分功法可以健身，七分心法可以提升人們心靈的層次。平甩功對身心靈都有正面的幫助，能使人們生活得更健康、更愉快與更有靈性。

人體的健康與腦部的思維，以及身體中的能量，都是息息相關而密不可分的。這本書開端以平甩功為具體的例子，逐步探討人體的「氣」、「能量」、「磁場」與「功」等等的關係。希望能讓一般練功強身的朋友，瞭解科學中所描述的能量，與氣功界所談論的「氣」之間的相互關係。

這本書所談到的波動、電磁場、信息、量子力學等科學名詞，對一些非物理界的讀者，可能會感到有些深澀，不過我盡可能以簡單易懂的例子與圖表來表達其中的內涵。

俗語說「學會數理化，走遍天下不用怕」，同樣的，我就以「學會數理化，探討平甩不用怕」來解釋平甩功的內涵。假使牽涉到較深奧的理論，我就儘量用淺顯的語言來表達。

愛因斯坦曾說過：「若要將一件很簡單的事說得很複雜，是很簡單的事；但若要將一件很複雜的事說得很簡單，則是很不簡單的事。」他又說：「一流的專家，將專業的道理說給普通人聽時，可以讓人聽得懂；二流的專家，將專業的道理說給專業的人聽時，可以讓專業的人聽得懂；三流的專家，將專業的事說給專業的人聽時，專業的人聽不懂；沒流的專家，將專業的事說給自己聽時，自己都聽不懂。」這本書我就儘可能說得簡單一點，雖然這好像是件很不簡單的事。

知名的美國物理學家卡普拉博士，在他的《物理學之道——現代物理學與東方神祕主義》中指出，西方的科學家們，遇到了太多難以解釋的現象，最後還是會回到早期希臘、印度、中國的哲學上。也就是說，東西方的哲學與科學終究會融合在一起，所以在這裡，我也嘗試用一些古人的道理做一些闡述。

朗達．拜恩女士在她的暢銷書《祕密》裡，以圍繞著人們的思想、方法、能量、共振以及量子物理中的種種互動，來詮釋心想事成的經驗與法則。她在書中舉出了許多偉人的思維方法，比如，她以牛頓的萬有引力，來比喻人與人的吸引力法則；她以量子物理學家的觀點，認為宇宙是從思想中出現的；由於量子物理學家的研究和發現，使人們對深不可測的心靈創造力，有了更多的瞭解。所以在這裡也對《祕密》這本書中所提到有關物理學與量子論的部分，作了一些探討。

以一個很簡單的例子作為這本書的開場；若我們將某些人放在一間完全黑暗，伸手不見五指的房間裡，經過幾分鐘後，有些人會感到恐懼，只想立刻離開這個可怕的地方；有些人會開始禪坐，同時他們腦中會出現「無」的禪念；突然間，有一道紅光射到房間的白牆上，他們會認為那是一堵紅色的牆壁；忽而紅光變成了藍光，他們會認為牆壁是藍的；然後開始播放一部電影，他們又沉醉在電影情節中。

其實白牆就是白牆，它是由磚塊、石灰與油漆合成的物質。為何說它是白牆，因為在自然光或一般的燈光下，它的反射光經人的視神經解讀與反應，認為它是白色的。若沒有光線去照它，它存在嗎？若這道牆是由透明的物質組成，無論用什麼光去照，我們都看不到它，它還存在嗎？這個例子可以反映出佛家所說的，「菩提本無樹，明鏡亦非台；本來無一物，何處惹塵埃。」

物理學中的物質、光譜、心中的恐懼、禪念、電影的情節等等，都能在一個小房間裡呈現出來。科學、哲學、宗教早年是一體的觀念，後來分道揚鑣，最終還是會回到原始的原點。

筆者不揣淺陋，寫下這本有關能量、氣、身心靈與科學相關連的科普書，希望不辜負讀者花時間來讀這本書，書中難免有錯誤與不足的地方，尚祈讀者多多指教。

第一章

緣起

與梅門結緣

我早年研習物理與核子科學，自認對「氣」或「身心靈」方面是門外漢，近年來遇到一些「貴人」，再加上一些因緣際會，使得我對科學中的「能量」、「氣」以及「身心靈」之間的關係有了很大的興趣。

二〇一一年一月間，由國立中央大學光電研究所與生命科學研究所的張榮森教授介紹，有機會參與中華生命電磁學會所舉辦的「國際生物能信息醫學大會」。這項大會的主旨是研討人類身體各部分功能互動時，所發出的各種信息與信息間的互相關係。

這種互動包含了人體細胞間、器官間、人與人之間、人類與大自然環境間的信息傳遞。以物理學的術語，這些信息是以「波」的共振與傳遞來表現。若我們能以先進的儀器測出這些不同的組織、器官、或人體間所發出的電磁波，也就能進一步瞭解它們所表達的信息意義。

由世界各地來參加「國際生物能信息醫學大會」的學者，冠蓋雲集，人才濟濟，多為研究生物能的大師；大會主委崔玖教授是國際醫學科學研究基金會的董事長，也是國立陽明大學傳統醫學研究所的創立所長。其他包含了從德國、美國、日本、大陸、香港等地區來的學者們。經由每年舉辦的研討會，使國內外對生物能有興趣的專家學者，對生物能的發展，有了很好的切磋平台，由研討會所發表的論文資料，也成了這本書相當重要的參考文獻[2]。

梅門一炁流行養生學苑的「梅門功藝坊」在這場研討會的閉幕式，作了非常精彩的「梅門武藝耀中華」表演，這是我第一次見識梅門團體。表演結束後，經由認識與相約，而有了後續的緊密結緣與互動，也產生寫這本書的原動力。後來再經由梅門的介紹與安排，而有機會與商周出版討論本書的出版，這就是撰寫這本書的緣起。

走進物理的世界

記得在我小學四年級的時候，有一天聽到街上有鞭炮聲，還聽到報童喊著：「號外！號外！」號外就是在正常報紙出刊以外時間，有特別令社會興奮的消息而臨時發行的報紙。當時大多是因為有大陸的米格機來台灣投誠才會發行號外，這回卻是我國物理學家李政道與楊振寧博士得到了諾貝爾物理獎，當時舉國歡騰，普天同慶。

後來學校作文課所出的題目是「我的志願」，我曾寫了這麼一段話：「我的志願是未來要當一位偉大的物理學家，效法李政道博士與楊振寧博士得到諾貝爾物理獎，為四年戊班爭光，為學校爭光，為國家爭光。如此才能報答父母養育之恩，學校養育之恩，國家養育之恩。」後來我這篇作文的分數好像還不錯。

我曾問老師什麼是物理啊？她說：「物理是很重要的一門科學，學物理的人都要很聰明、很有能力才會學得好。」

憑著那篇對自己承諾的作文，後來我真的進入了物理的祕密花園。在國內讀完物理系與物理研究所後，有幸獲得政府公費，遠赴美國攻讀核子物理的博士學位，而有機會進一步深入瞭解物理的真諦。

物理學（Physics）是自然科學中的一門基礎學科，主要是描述物質在時空中的運動，和它所影響到的相關概念；包含了這本書的主軸「能量」和物質間互相的作用力。

簡單的說，物理學就是對大自然的研究與分析，它最終的目的，就是人類想要瞭解宇宙的行為。

過去的幾千年來，物理與哲學經常被相提並論。後來的數百年間，

傳統醫學

所謂傳統醫學就是俗稱的「中醫」，英文稱為「Traditional Chinese Medicine」，縮寫為TCM。

李政道與楊振寧

1957年，李政道與楊振寧一起因「弱作用下宇稱不守恆」的發現獲得諾貝爾物理學獎，他們是首兩位中華民國國籍的華人諾貝爾獎得主。

物理學才被單獨的分離出來成為一門科學。到目前，許多國家頒給物理學的博士學位，仍然被稱為「哲學博士」（Doctor of Philosophy, 簡稱Ph.D.）。它與數學的關係非常密切，所以對數學有興趣的人去學物理，就會學得比較好。除了數學外，還需要經過嚴格的實驗來驗證物理的定律。

物理學對人類的貢獻雖然很大，但由理論的發展到生活上的實用，往往需要數十年、甚至一百年的時間。舉幾個例子，比方英國物理學家詹姆斯．馬克士威（James Clerk Maxwell）在十九世紀建立的一組描述電場、磁場與電荷密度、電流密度之間關係的偏微分方程式，導致今天有了電視、電腦、家用電器的產品，使我們的生活水準提高了許多；愛因斯坦在一九〇五年提出了光量子說；一九一六年美國物理學家羅伯特．安德魯．密立根（Robert Andrews Millikan）發表了光電效應實驗結果，驗證了愛因斯坦的學說。

在一九二一年與一九二三年，愛因斯坦與密立根分別得到了諾貝爾物理獎。直到今天，與太陽能發電、ＬＥＤ照明相關的產品，都是以他們的理論基礎所發展出來的。

物理學所包含的範疇相當廣泛，核子科學也僅僅只是其中一小部分而已。雖然核能曾被用來製造兩顆原子彈結束了二次大戰，它毀滅了十餘萬日本百姓的性命，但也減少了後續百萬日軍與盟軍可能的生命損失。

現在世界上還存在著上萬顆的核子彈頭，每顆彈頭的威力要比那兩顆大了許多，一旦發生核子大戰，它們足以毀滅人類無數次。

曾經有考古學家在西非加蓬共和國境內，發現了一個史前世紀的核子反應爐，它的一些物理現象與現有的核子反應爐相當的雷同。而且它內部鈾235的含量，比天然鈾中正常的含量還低，顯示鈾235是被使用過的[3]，這是不是說明了人類早已有了核子設施，或許曾經自我毀滅與輪迴過了好多次！

物理學是科學的基礎，由研究巨無霸的原子能，跨越到精密細緻的人體能量，讓我發現物理原來是很美的。為什麼人類要用這種維持萬物生命基礎的能量，來毀滅自己呢？

李鳳山師父的「自馭之道」一句話道破了這個道理，發明這些機器的是人類，使用這些機器也是人類。若人類不懂得「自馭」的道理，遲早會被自己所創造出來的機器所毀滅。

有些選擇學理工的學子，是為了家長的期待、為了留學、為了謀生、為了獲得較好的職業。若能擺脫這些不得已的壓力與無奈，而將這個學問慢慢的品嘗與思考，嘗試著將它與身心靈的境界結合，將會發現物理是非常有條理，非常有人生哲理的一門學問。

在愛荷華和原子能打交道的日子

在國內讀完物理研究所後，我進入了一所科研機構從事研究工作，這個單位的研究環境與設備在當年是非常先進。數年後有幸獲得政府獎學金，到了美國愛荷華州立大學繼續攻讀博士學位。

當時我選擇了愛荷華州立大學的核子工程研究所，主修原子核物理與中子的行為模式。所謂原子就是物質的最小單位，它仍然能夠保持原有的化學性質。一個原子裡面包含一個原子核及幾個圍繞在原子核周圍的電子，這些電子帶著負電。原子核是由帶正電的質子和沒有帶電的中子組成，所以原子核是帶正電，而整個原子是中性的。根據原子核內質子和中子數量的不同，原子的排序與名稱也不同。

中子的行為，就是指當一個中子去撞擊一個鈾235的原子核的時候，這個原子核被撞擊而裂變時，它就會釋放出一些新的中子以及能

核分裂的過程，當中子撞擊鈾235的原子核時，會產生熱能、含輻射性的碎片以及新的中子。

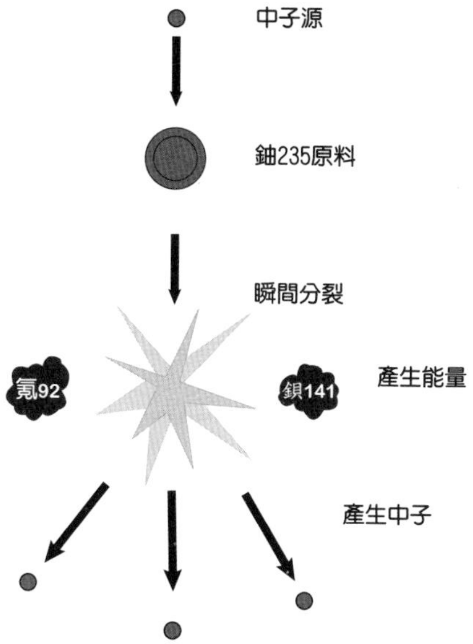

量，這些能量就稱為原子能。所產生新的中子又會去撞擊其他的原子核，又引起其他鈾原子的裂變，這樣持續下去就叫做「連鎖反應」。連鎖反應的結果會釋放出具大的熱能，同時被撞擊而破裂的原子核會變成質量較小的碎片，這些碎片會帶有強烈的放射性。當核電廠出事時，釋放到大氣與土壤的放射性污染物，就是由這些碎片所造成的。

原子核被擊碎後所產生的熱能，可以用愛因斯坦的質能轉換公式來計算，這個公式就是大家所熟悉的$E=MC^2$；也就是說當發生核反應時，它所產生的能量E等於所被轉換的質量M，乘上光速C的平方。

光速有多快呢？它一秒鐘可以跑三十萬公里，也就是說在一秒鐘裡可以繞地球七圈半。世界各地的核子發電廠就是使用這些能量來發電，還有核子潛水艇、核子航空母艦等等也都是依據同樣的理論。

在能量的領域裡，核能是屬於一種巨無霸的能量，若好好善用，它可以造福人類；但若濫用，它可以毀滅人類。

我在愛荷華三年的日子裡，就成天與原子能、原子爐打交道，所研究的與所計算的能量威力，動輒以千萬瓦、億萬瓦為單位，與這本書所要探討的人體能量有天壤之別。

原子能世界

鈾235是自然界至今唯一被發現能夠裂變的同位素，它通常與鈾238共同存在鈾礦中，但它的比例相當低，只佔了百分之零點七。若用一些高科技的濃縮方法，可以將它的濃度提升到百分之二點五至百分之三左右，這就

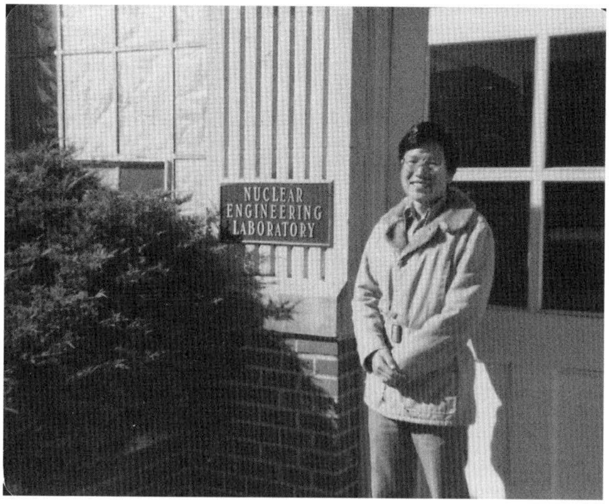

作者攝於美國愛荷華州立大學核子工程研究所的實驗室前。

是用來做一般發電用原子爐的低濃縮鈾。若將它濃縮到百分之九十以上，讓它瞬間爆炸開來，那就是原子彈了。這樣簡單的解釋，大家也許會稍微清楚一些原子爐與原子彈的不同。

將鈾235用濃縮的方法來提煉，它技術與花費非常昂貴，不是一般小國所能勝任。不過還有一種較省錢的方法，就是以時間來換取空間，利用一種實驗用而不發電的重水式原子爐，經過長年累月的運轉，讓中子持續的去撞擊含有百分之九十九點三成分的鈾238原子核。鈾238不會像鈾235一樣被擊破，但它會吸收中子，成為鈽239的同位素。鈽239就像鈾235一樣，是會被中子擊破而發生連鎖反應的同位素，所以它就成了原子彈的一種原料。

二次大戰時，美國投在廣島的那顆「小男孩（Little Boy）」原子彈，使用的原料是鈾235，而投在長崎的那顆「胖子（Fat Man）」使用的就是鈽239。

經常有人問，原子爐會像原子彈一樣爆炸嗎？答案是要看什麼樣的爆炸？原子彈的爆炸是由鈾235或鈽239原料因連鎖反應直接爆炸，它會發出驚人的威力。若以一公斤的鈾或鈽為例，它能在不到一微秒的時間內，產生出相當於兩萬噸ＴＮＴ炸藥爆炸的能量，這就是為什麼原子彈極具破壞性的原因。

原子爐或稱為核反應爐，也是用同樣原理來產生能量的，不過它是在精密的控制下來運轉。利用鈾235連鎖反應所產生的熱能讓經過的水產生蒸氣，這些蒸氣再去推動發電機。發電的過程與一般傳統燒煤或燒石油的發電方式差不多，只是產生熱能的原料與方式不一樣而已。

假使原子爐控制不當，所產生的輻射物質洩漏到環境中，就會造成輻射污染。所以原子爐的控制方法要非常的精密，由不得有一點點差錯。

一九七九年三月二十八日，也是我在愛荷華念書的第二年，美國賓夕法尼亞州薩斯奎哈納河三哩島核電廠（Three - Miles Island Nuclear Generating Station）發生了美國歷史上最嚴重的核能電廠事件，就是部分爐心融毀。這起事故讓世界知道，核電廠不是絕對安全的，而且是發生在科技如此先進的國家。還好那件意外的事後處置尚稱得宜，沒有釀成更大的災難。

當這件事故發生後，美國許多核能相關機構與學術團體，紛紛舉辦各種公聽會與研討會，我也曾就近參加過幾場這類的會議。我當時的感覺就是「情緒性高於技術性」、「會場外比會場內熱鬧」、「媒體的話比當局者的話有說服力」。

不過當我們靜下心來，仔細聽聽並思考這些反核者的聲音，的確有

作者攝於冰天雪地的愛荷華州立大學校園。

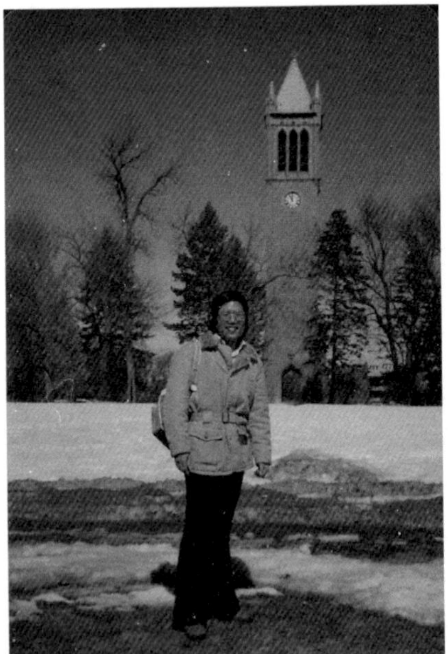

他們的道理。上天賜給我們的能源何止千百種，小至由我們人體發出的能量，大至千億年不熄滅的太陽能，為什麼我們就非選擇爭議性這麼大的核能呢？

當然擁核者多為與核能事業有關的機構，形成一種「核能托拉斯」。

反核者則多為環境學者、社會學者、人文關懷團體或是直接間接受過輻射災害的族群，如輻射屋或曾從事核能工作的受害者等等，一般而言，比起「核能托拉斯」，這些族群也只能算是「弱勢的一群」。

在愛荷華的三年中，除了在教室、實驗室、計算機中心往返外，印象最深的就是所度過的三個冬天。愛荷華由每年的十一月開始下雪，雪季一直延伸到次年的三月下旬，最冷的時候氣溫會低到攝氏零下四十度。這時就會感到人體自發性能量的重要，若出門時保暖衣物不足，就有被凍傷或被凍死的風險。處在亞熱帶的人，不一定會感到太陽光是如此的偉大與可愛，也很難體會到生活在寒帶的人們，為何對能源是那麼的珍惜。

核能與人類的生活

一九八一年夏天，我學成返國服務，當時國內的政治環境，是以安定與成長，人人腳踏實地堅守崗位為要務。我們的確必須如此，否則政黨天天惡鬥，國家大計空轉，「亞洲四小龍」的奇蹟與驕傲就不可能發生。不過當愈瞭解核能，對核能的顧慮就愈多；從事核能的不同單位，各職所司。管發電的就負責如何發出足夠的電力讓工業發展，管經濟的就負責如何達到最低的電費與經濟利益，管安全的就計算核災發生的機率。以百姓的觀點，核災就是零與一之分，沒發生就是零，發生了就是一。

車諾比核災

一九八六年四月二十六日，蘇聯烏克蘭的車諾比（Chernobyl）核電廠發生了嚴重的爆炸事故。這次核災所釋放出的輻射線劑量，是投在廣島那顆原子彈的四百倍以上。它的後遺症一直延續到今天，還沒有完善可靠的解決方案。

下面是一些受到影響具體的例子：意外發生後，三十餘人立即死亡，爾後受輻射影響而死亡的人數約七萬五千人到二十八萬人。為何這個數字有這麼大的區別？前者是官方公告的數字，後者是民間調查的數據。而蘇聯政府當局在事件發生後，禁止醫生在死亡證明上提及死亡原因是「輻射線」造成。

當時有超過三十萬的居民被迫撤離，烏克蘭、白俄羅斯、蘇俄地區，至少有九百萬人受到輻射線影響，直到今天還有數百萬人生活在污染區內。污染區域的面積，相當於將英國和北愛爾蘭土地加起來的總和。而白俄羅斯的兒童，因核災事故而罹患淋巴癌的比例，約上升了百分之三十。

在撤離區裡十三萬多人中的孕婦，她們血液中染色體異常的症狀，高出正常人的九倍。同樣的，在撤離區居民的小孩中，有四分之一的人被測出甲狀腺功能低下，所以甲狀腺癌及血癌發生的情形也已超過正常。當地橡樹的葉子大得驚人，有些番茄形狀怪異，也經常發現畸形的野生動物。

車諾比事件中最駭人聽聞的是，有報導指出當時的受害者，因身上遭受核污染，所以無法火化，因這樣會污染大氣。當局將他們的遺體以「核廢料」方式處理，也就是與其他核廢料一樣以水泥固化裝桶掩埋。

在我們反核與擁核永不休止的爭議中，這些事證是否值得我們去注意與反思。相信一般百姓所關心的，不一定是我們的能源還能用幾年，我們這一代將能源用光了，下一代該怎麼辦？這些好像是有一點遙遠的事。百姓更關心的是，假使我家附近的核電廠出事了，我的房子還能不能住？房價會不會一落千丈？將來房子賣得掉嗎？我一生的積蓄是否都完了？我們一家人的健康又會受到什麼影響？這些問題只能在這裡給大家一個很簡單的答案，那就是您的房子保證賣不掉！有誰會買輻射屋呢？而這輻射的能量在幾百年都不會消失。而若您不即時遷離輻射區的話，那您在短期內得到癌症的機會將比正常情況高出幾十倍、甚至幾百倍。要遷離得多遠呢？少則三十公里，多則愈遠愈好。

日本福島核災

大家更應關心的事情是，發生在我們鄰國日本的核災事件；在二〇一一年三月十一日，日本福島的核電廠發生了嚴重事故，它發生的原因是由於地震與海嘯。地震引發海嘯，海嘯沖毀了電廠裡重要的冷卻系統，使得原子爐的溫度持續升高而無法控制。當冷卻系統損壞，爐心裡的核燃料溫度就急遽升高，使得冷卻水產生氫氣，這些氫氣的濃度高到某種程度就爆炸了。

氫氣爆炸時將周邊的設備與建築物炸毀，輻射線就外洩出去，造成環境嚴重的污染。當時狀況一團亂，爐心也無法立刻降溫，爐心的核燃料就繼續升溫，由固體變成熔漿，就如煉鋼廠將鋼鐵燒成鐵水一樣；這就叫做「爐心熔毀」。爐心熔毀後，就造成不可收拾的場面。當時曾不停的由外部灑水，但遠水救不了近火，事故就愈來愈嚴重。

更麻煩的事，是核災發生至今，比起車諾比事件，時間還不算很長，它的後遺症還沒有真正且明顯的表現出來。但回顧前面所介紹車諾比的案例，再過幾十年，政府更替了，媒體忘了，但災區的百姓則將孤獨地承受所有的痛苦。在此只能祈禱，我們現有的三座核電廠，以及快要加入的核四廠，永遠平安無事，天佑台灣。

在柏克萊的日子

從愛荷華返國後，我心中經常省思，未來的歲月是不是要永遠投身在核能研究上？在原單位服務一年多之後，得到一個機會到美國加州柏克萊大學進行一年的博士後研究工作。這所大學先後出過六十多位諾貝爾獎得主，可說是人才濟濟，不愧為一所世界一流的大學。由這裡我學到了無價的知識與做學問的理念，總結一句話就是要「跨領域」。

舉幾個例子；當時在一起工作的一位華裔物理學家鄭佐博士（Dr. Joe Ching），我也是經由他的安排而進入柏克萊大學研讀；鄭佐博士曾以物理學中的彈性場理論，運用在乒乓球與網球技巧上。他曾將心得與我國前中央研究院院長吳大猷博士，共同在美國物理學報上發表過論文。吳大猷博士就是李政道與楊政寧二位諾貝爾獎得主的啟蒙老師。鄭佐博士也用這套理論，指導他女兒的網球球技，讓她打入美國加州女網的中學代表隊。

加州原子刀片式（Cal Atomic Blade）原理

鄭佐博士依據的理論，無論是乒乓球或網球，當球與拍接觸的那一剎那，只要能延長一點點接觸的時間，善用摩擦力與彈性間的技巧，就可以出奇制勝。當球被擊出時，由於側邊摩擦力比另一邊大，所以球體會產生急速的旋轉。球一旋轉會造成與空氣的摩擦力不均衡，球的方向就會變化多端，尤其在觸及桌面或地面時，跳躍的方向更不可捉摸，容易讓對手失誤。

他又發明了「加州原子刀片式（Cal Atomic Blade）」的乒乓球拍，將球拍的手把裝在球拍背後，成為一個特異的設計。他用這種自創的拍子與比他年紀小一大截的年輕小夥子，在乒乓大賽中做精彩的廝殺。這些經驗確實讓我體會到「跨領域」的重要與意義，物理與運動也有如此密切的關係。

他的雙胞胎兄弟鄭佑博士（Dr. Hugh Ching），也是一位物理學家，他將物理學的概念與柏克萊的經濟學家合作，發展出獨特的價值理論。跨領域的研究可以讓人有跳脫自我約束的窠臼，世界上許多事物是相通，而不是黑白二分的。就如愛因斯坦的「相對論」，它推動了量子力學的誕生，也為微觀世界與巨觀世界建立相關的模型。俗語說，退一步海闊天空，我在柏克萊大學研究工作的心得是，橫跨一步海闊天空。

與人工智慧結緣

當時我與這兩位奇才，在一起研究「人工智慧的應用」，當時人工智慧的發展正是如火如荼，世界一流好手都集中在美國柏克萊、麻省理工、史丹佛、卡內基等名校；我選柏克萊當然也是這個原因。人工智慧中的模糊邏輯之父盧菲特・澤德（Lotfi Asker Zadeh）就是柏克萊的教授。

人工智慧

人工智慧就是設法讓電腦以人的思維來做事，而不是讓人以電腦的思維來做事。也就是設計具有智慧的電腦，讓它做較有智慧的工作。至目前為止，人工智慧已成功的應用在各個領域中；如智慧型手機，只要對它說出要撥打的對象，它就會幫您撥出，您就是用綽號，它也聽得懂。不過得在事先教導它。其他的例子，如汽車製造廠用機器人來製造車子、會偵測衣服是不是已洗乾淨的洗衣機、無人駕駛的飛機等等，都是人工智慧的具體應用。在技術內涵上，人工智慧包含了專家系統、類神經網路、模糊邏輯、基因演算法等等的技術。

在柏克萊期間，我們得到美國波音飛機公司的贊助，以當時號稱全世界運算最快的超級電腦「克雷二號」，來做運算工具。

當研究告一段落時，我們將成果向全美國波音公司的客戶們作一系列的介紹，在短短的一個多月幾乎跑遍了美國的主要城市。真是體會到行千里路的意義，也見識到美國名山大水的風光。當然此時也逐漸忘卻了「核能」的魔咒，進入另一個自認為對自己、對社會更有意義的領域。

最後一站演講是日本東京，當我們簡報結束進入問題提問時，有一位日本工程師，問了一個曾經被許多人問過，我們也回答過無數次的問題。這個問題大致是說，如果將運算式中的某個參數的小數點多加一個零，會發生什麼事？

以當時電腦資源的昂貴，若小數點加一個零，當然就會多花電腦許多運算的時間，也就是公司要多支付許多成本，而對運算結果也沒什麼好處。

所以我們的回答都是說，假使有人這麼做，可能會被老闆給炒魷魚吧！在美國這樣回答，現場聽眾都是哈哈一笑就過去了。可是在日本，全場沒有一個人笑，全都繃緊了臉，尤其是問問題的那位工程師，緊張的說不出話來，我感覺他的老闆就坐在他的身邊。這就是東西文化的不同，尤其是日本人的幽默感與西方是不大相同的，真希望他的老闆不會真的將他炒魷魚！

我曾用人工智慧技術幫財政部稽查逃漏稅，一做就是三年。最近還將它應用在中醫現代化上面，將中醫的「望、聞、問、切」用人工智慧的理論來分析整理，希望能讓數千年的中醫醫術現代化一些。

這件工作與最近美國麻省理工學院（MIT）多媒體實驗室，正在進行中的一項有「情感」的電腦計畫很相像。

MIT的羅莎琳．比卡（Rosalind Picard）教授說，科學家在開發下一代的電腦時，正將情感因素加入電腦的運算中。電腦有了情感的偵測能力，就可以察言觀色地來為人們做不同程度的服務。譬如依據人的臉色來診斷疾病，或依據人的口氣來判斷事情的輕重緩急等。這種概念用在非量化的中醫上，應有相當大的幫助。

人工智慧的發展現況

本書初版發行至今（二〇二〇年十一月），人工智慧AI技術的發展又有極大的突破，AI於近年來逐漸成為領導科技發展各種面向的一個非常重要的指標，也成為帶動科技變遷的具體實現。然而隨著AI技術的演進卻對人類社會的結構、人際關係、生活方式等等，也引發了相當大的爭議與顧慮。由這種變化所衍生出來的社會問題、人倫關係等也都面臨著考驗，對社會秩序方面也可能引起一些挑戰。

所以在發展AI技術的同時，除了電腦科技人員的思維外，更應引入人文科學的哲理，尤其是社會學者必須加入發展的行列。如何將人類文明社會的價值與思維模式帶進AI技術的發展是刻不容緩的事，而使AI的發展與應用領域，能夠顧及人性的尊嚴、社會的和諧以及整體人類的福祉，不能為了AI而AI，而疏忽了多數傳統產業的感受。而如何發展輔導傳統產業逐步進入AI產業，不但更具人性化也具備了極大潛力的商業機會，這就是一種雙贏的思維。

當科學家在研究ＡＩ的各種應用或商業模式時，終究還是要回歸到對人類大腦的研究。由對大腦研究的愈深入，就愈能發揮ＡＩ運算的精髓，當今ＡＩ運算的各種技術，都脫離不了對大腦運作的基本理論基礎。自一九五〇年代中期ＡＩ初露曙光以來，ＡＩ的科學家們也不斷的深入了解與研究人腦思考的基本邏輯與運算法則。

經常是有科學家進一步認識人腦運作的方式，就會有一些ＡＩ運算法則的突破，以類神經網路演算法為例，就是模擬人類腦神經網路思考的方式，來解決各種待解決的問題。目前的ＡＩ科學家除了研究如何發展更接近腦神經思維模式的技術外，也致力於發展新的演運法來克服更有效率的功耗需求。在市面上已商業化的諸多ＡＩ芯片，對功率的需求還有相當大的改善空間。

人類大腦的重量約為身體的百分之二，卻使用了人體新陳代謝的百分之二十，這可反映到為何ＡＩ芯片會如此消耗電腦功率的原因。科學發現人類的大腦每秒可以處理一千零一十一個GOPS，GOPS是指每秒處理十億次的運算，至目前為止，世界上還沒有任何處理器的性能和功率能夠比得上人類的大腦。由此可見人腦實在是一個非常奇妙的器官，它神奇的思維能力與效能，的確是上天給我們最大的禮物，我們真的要好好的對待它、善用它，要活到老學到老，才不至辜負老天的恩典。

經常有人問，由於ＡＩ技術的突飛猛進，人造人可能實現嗎？人類藉著ＡＩ的發展，可能製造出一種永生的機器人嗎？這個問題早在數十年前作者尚在美國加州柏克萊大學研習ＡＩ課程時，就已被提出來討論過，而且也引起相當大的爭議。這個議題以超越科學的領域，而屬於倫理學、哲學、甚至是神學的範疇。以物理學、醫學、生物學的解釋，人類的生命最終都會走向死亡，無一例外。但經由ＡＩ及未來智能生命的研究和發展，ＡＩ是否可以延續人類的智慧，而以機器人的型態來延續人類的生存呢？這是一個值得目前致力於ＡＩ研發者深思的問題。

在二〇一七年，人工智慧「AlphaGo」戰勝了圍棋世界冠軍的事實，已可看出人工智慧在某些領域的確可代替人類的大腦，這是一個相當震撼人類思維的啟示。雖AlphaGo在沒有對手後，他的主人傑米斯．哈薩比斯（Demis Hassabis）宣布AlphaGo退役。而它從一種業餘棋士的水平升級到世界第一，僅約花了二年的時間。這已表達出ＡＩ強大的學習能力與計算能力，若AlphaGo繼續發展下去，它的威力令人不寒而慄。若將它使用在其他領域，不知對人類會發生什麼樣的影響？最可怕的是，ＡＩ正是基於它對人類大腦模擬所產生的結果。

自ＡＩ成為一門新的現代化科技以來，科學家正嘗試將它逐步取代人類器官的企圖，以人類一個例行的搜索功能為例，人們將已知的信息先儲存在大腦中，也就是一般的記憶能力，然後以眼睛所見，耳朵所聽的信息輸入腦部後，大腦再針對所見所聞的信息進行分析，找到可匹配的部分，再將原來儲存在大腦的記憶信息進行匹配，當匹配成功之後，再將信息傳送給嘴巴或手勢等表達意見的器官，將個人反映表達出來。

ＡＩ也就是模擬相類似的程序，一步步的以電腦模仿人類的行為，這就是人們經常在展覽會中或ＡＩ網頁中，所見到的真人與機器人對談的場景。不過以目前的發展現況，距離能夠取代人類大腦的程度，還有相當大距離，只能算作是一種較簡單的思維與表達能力，它仍缺乏人類所能實現與表達的創新性的思維能力。而這種創新性的能力，正是人類與動物甚至是機器人最大的不同。不過以人類身心靈的角度來看，我們寧可這種能力永遠不要實現，否則一旦研發失控，人類若被機器人控制，這將是人類的大浩劫。

以人類科技的發展史來看，諸多新科技大多會被使用在軍事用途上，世界諸國的武器發展經費，都不會以營利為考慮，所以較沒有資金的風險，在軍事發展成功後、才會逐漸移轉給民間成為商品，以網際網路為例，當初就是在一九六〇年代，由美國國防部高等研究計劃署（ARPA）出於冷戰考慮而建立的ARPANET，開發了技術並使其成為網際網路發展的中心。而目前網際網路已是世人一日不可或缺的工具。

再以無人機的發展為例，過去的傳統戰爭，靠戰機工藝的進步來主宰一個國家的制空權，如二戰期間日本的神風特攻隊，造成了盟軍海軍極大的威脅與損失。而現今的無人機，雖仍著墨在商業用途，如送貨、救難與節慶排字等用途，但在武器競賽方面，無人機已成了「機海戰術」的重要利器，藉著ＡＩ的控制，無人機可精準的侵入敵方，精準的摧毀敵方目標。

走進行為科學的世界

數年前有一個機會遇到美國行為科學家康瑞德・亞當斯博士（Dr. Conrad Adams）。我們曾在一起討論如何將量子力學與行為科學作結合？如何以量子力學的角度來探討人類的行為？

量子力學是討論電磁波或光波的二元論，也就是光波的粒子說與波動說共存的理論。而行為科學裡所探討的是身心靈的學問，將它們結合似乎是一件很有創意的事，不過得在學理上找出有說服力的解釋。有一次我們由傍晚討論到天明，幾乎欲罷不能。其中有互相認同的、有彼此不認同的、有因觀點不同而爭執的、還有待討論的，在這裡我列舉一些論點與讀者們分享。

行為科學探索

「行為科學」這門學問包含得相當廣泛，大致說來是研究人類行為問題的一門學科。有時候也會拿它來研究動物的行為。它也是遵循自然科學的法則，就如物理學與化學實驗一樣，來研究社會現象和社會事實的科學。它整合了不同領域的科學，從事這方面的研究學者也都具備了基本的學科訓練。

它的目的與一般科學一樣，以驗證的方法來進行各種不同領域的學問，也謹守價值中立的精神與立場。所以說它是一種對問題實質事實的研究，而不是對問題價值的研究。

行為科學被分為「決策科學」與「交流科學」，前者包含了心理學運籌學、管理科學、與動物行為學等等；後者包含了人類學、組織行為學、行為金融學、社會性網路、組織生態學還有社會學等等。

它是經過一系列嚴謹的過程，以實驗與觀察的程序，並且依循自然科學的方法來做研究。有許多心理學家普遍採用這個方法，來對人類或動物進行行為與問題反應的研究。他們就是要找出到底是什麼樣的邏輯，在主導人類或動物的思想？

以物理學來說，人的思維與智慧是一種波動，是一種能量，是一種信息，也是一種靈性；而人的肉體是一種粒子，是一種物質，它包含了肌肉、骨骼、細胞、原子、電子與原子核等等。人的行為是以原子核與電子間所發出的電磁場來主導腦波的思維，以肌肉的肌電波來控制人的運動，以人體內各種的信息波來指揮內臟以各司其職等。

腦神經細胞是如何發出信息波

但是否能用一種特殊的實驗，來測出何種腦波會讓人想出什麼樣的問題？目前雖有各種腦波儀可以測出腦中所發出的波長與頻率，但

行為科學的範疇包含了各種不同的領域。

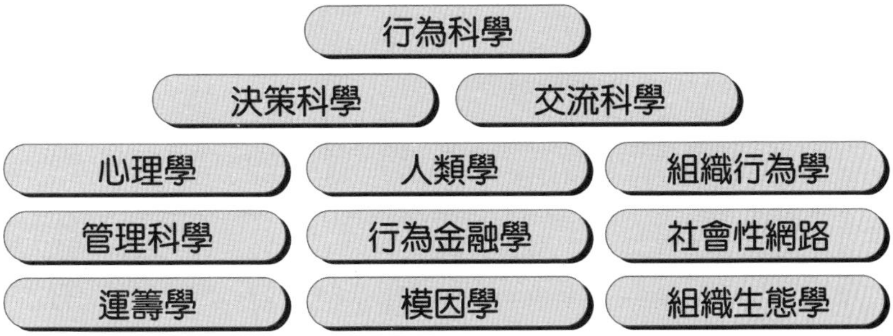
行為科學
決策科學
交流科學
心理學
人類學
組織行為學
管理科學
行為金融學
社會性網路
運籌學
模因學
組織生態學

也只能區分出它在什麼範圍，不易測出它是由腦中哪一部分的細胞所發出來的。像目前醫學上所用的腦電圖（Electroencephalograph）就是由腦波儀來測得腦部所產生的電磁信號所繪出的曲線圖。

腦電圖可以證明人腦可以發出不同的信息，用來診斷腦部的一些疾病。比方說對失眠的分析、對癲癇的判斷、還有對腦血管疾病的檢查等等。

若我們能夠由腦部所發出的電磁場，來分析這個人在想什麼，那就有如是讀心術了。目前國內外有些研究機構的學者，已能依據腦波的頻率，來指揮機器人做一些動作。如指揮機器人的手臂伸出、收回、張開、緊握、放下等一些動作，由這些成就來推測，未來對腦波研究與應用的前景是很光明的。

腦波就是電磁波的一種，電磁波是基本粒子運動時所發出的量子波，它依循著基本的量子化理論。量子波並不是時髦的理論，早在一九二六年奧地利的物理學家埃爾溫·薛丁格（Erwin Schrödinger），就提出一個用於描述量子力學中波函數的運動方程式，它被稱為「薛丁格方程式」，也被認為是量子力學中重要的基礎理論之一。

除了腦波之外，人體其他的器官也會發出各種不同頻率的電磁波，這些電磁波都可顯現出人體器官的狀態。若能充分瞭解與掌握這些信息，則將對醫學診斷與行為科學上都是一項很大的突破。

科學家們正嘗試著，以血液中血糖所發出電磁波的信息，來測試糖尿病的症狀。不過因信號太過微弱，難以與雜訊分離，而其重現性也有一些問題。但相信假以時日，一定能有所改進而普及化。到了那一天，要經常量測血糖的患者，就不必每次得在指尖被戳一針了，所謂十指連心，這是很痛苦的事。

再回來談人的腦波，人腦是由神經細胞所組成，它是人體神經系統的控制中心。它控制著人體的活動與身體的所有功能，例如心跳、血壓、體溫等。它也掌管了人的學習、情感、情緒、記憶，還有其他的精神活動。人腦中大約含有一百四十億個神經細胞，這些神經細胞都是腦細胞的基本單位。

神經細胞的結構，可分成胞體和神經突兩個部分。神經突又可細分為軸突和樹突兩種。

軸突長得較長，是由細胞的軸丘所分出來的，在細胞體的另一端稱為髓鞘，也就是神經纖維。

樹突呈現出樹狀的分支，所以稱為樹突，它接受到刺激後會將信息傳向胞體。軸突則呈現出細索狀，末端的分支稱為軸突終末，它能將信息從胞體傳向終末。通常一個神經細胞會有一個或多個樹突。

腦神經細胞，可以分

一個腦神經細胞的示意圖。

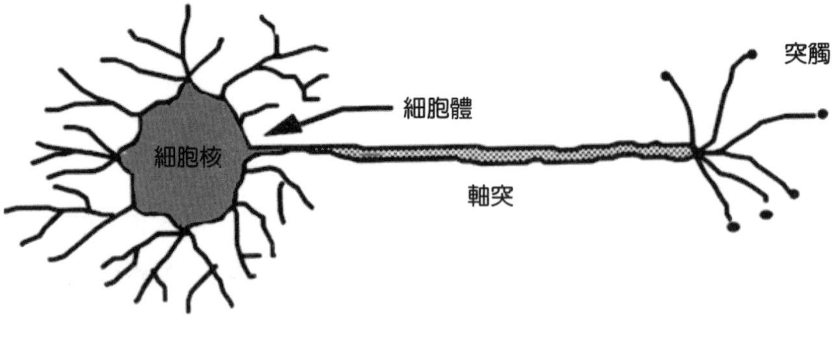

成接收區（receptive zone）、觸發區（trigger zone）、傳導區（conducting zone），和輸出區（output zone）四個部分。

接收區是腦細胞由前一個細胞或由外界接收信息的部分，所接收的信息，如冷、熱、痛、甚至喜、怒、哀、樂等等的刺激，就由樹突接收後傳到胞體。在樹突接收這些信息時，是以一種電位的變化來控制。如果接收的來源多，對胞體膜電位的影響就會較大，所有接受到的信息會集中在胞體內作整合。

觸發區是依據在胞體整合的電位狀況，來決定產生何種的神經衝動。它是位於軸突和胞體交接的地方，也就是軸丘的部分。

傳導區就是軸突的部分，當觸發區產生動作電位的時候，傳導區就會依循有或無的定律來傳導神經衝動。

最後的輸出區就是依據前面的規則，使神經末梢釋出化學物質，這種化學物質就是神經傳遞的主要物質。有了這種化學物質，才能觸動下一個接受體的神經細胞，這種機制被稱為突觸傳遞。

控制人體腦神經的主要因素

腦神經細胞就是這樣發出與傳遞信息波（電磁波）的，由上面的說明，我們可以瞭解，控制人體腦神經的主要因素，就是樹突的電位變化以及神經末梢所釋出化學物質的狀態。若樹突的電位變化或神經末梢釋出化學物質不正常，人就會呈現出精神上的問題。若這些因素反應過了頭，人就會太過敏而產生躁的情況，若不足就發生鬱的狀況，所謂「躁鬱症」就是這種情形。

所以若我們能夠很精確的量測出，由腦細胞電位變化所發出的電磁波是否在正常值內，對精神醫學將會是很大的貢獻。

市面上所經常使用的精神科藥品，大半就是以化學的方式，來控制或調整神經末梢所釋出化學物質。所以每當病人服用藥物後，就會感到昏昏欲睡，提不起勁，好像吃了安眠藥一般，就是這個道理。所以建議除非在精神問題較嚴重的狀況下，並取得醫師的認可與充分溝通之後，才以藥物來控制腦神經的思維。因某些藥廠僅藉由一些簡單的問卷，就宣稱受訪者有精神上的問題，而推廣他們的藥物，實際上是會使受訪者的腦神經受損。這類問題已有一些社會公益團體，發起抵制運動，不讓問題愈來愈嚴重。

這些概念為物理學與行為科學的探索上，多了一些思維的空間。這也就是為什麼西方人對物理、化學、工程等科學所授予的博士學位，統稱為「哲學博士」的原因。這些學問的根本就是生命的哲學道理，所以如何由物理去懂得事情最基本的道理，再由事的道理去懂得人類的思維，這才是物理學的最高境界。

隨心所欲，小踰矩

我曾經歷過產、官、學、研不同的角色，也跨過不同的領域，多少瞭解跨領域的優點與限制，也快接近孔子「隨心所欲，不踰矩」的年齡。這本書可能會「踰一些矩」，將老祖宗的學問與現代科學做一些交流與結合的嘗試。

這本書希望能讓科技界的前輩們，知道一些中國傳統功夫的神奇，也讓功夫高手們，稍能瞭解一些功夫背後所涵蓋的科學基礎與意義。

這本書就以李鳳山師父的「平甩功」為討論的起頭，當作討論的具體實例，來一點一滴的往下探討。

第二章

平甩功的科學解釋

平甩功與人體能量的關係

本書的序言，大致已說明了寫這本書的動機與背景，下面就用很簡單的話語來說些複雜的事；書中所提到的力學、電磁學還有量子力學，都儘量寫得讓讀者看得懂。

就先讓我們瞭解什麼是能量？尤其是由人體所發出的能量是怎麼來的？它與一般人所稱的「氣」又有什麼分別？

西方人在物理學上所用的「能量（Energy）」這個名詞，就是類似於東方人所習慣用的「氣」這個字。表面上好像是差不多的東西，但實際上「氣」遠比「能量」這個名詞更為深奧、更有學問，它是身心靈與真善美的完美又永恆結晶。

西方所說的能量，除了「位能」與「動能」以外，還有「熱能」、「電磁能」、「輻射能」、「化學能」、「核能」、「彈性能」、「聲能」、「機械能」、「光能」等等，也就是說「萬物皆有能」。

能量與能源

先解釋一下「能量」與「能源」的關係，能源就是能量的來源，有了能源，自然就有了能量。我們所賴以生存的地球，幾乎所有的能量都來自於太陽，太陽光在太空中穿越了一萬五千萬公里之後，照射到了地球。地球上的生物，汲取到溫暖的陽光後，化作生長、運動、繁殖所需的能量。

得過三次美國普立茲獎的美國作家湯馬斯．佛里曼先生（Thomas Friedman），在他的《世界又熱又平又擠》這本書裡，將能源分成「來自地獄的能源」與「來自天堂的能源」。

來自地獄的能源，顧名思義指的就是從地底下挖出來的能源，如石油、煤炭、天然氣、核能等等。而來自天堂的能源指的就是由地表以上得到的能源，包含太陽能、風力、水力、潮汐、生質能等。不過無論是來自地獄還是來自天堂，它們的源頭還是掛在天空的太陽。

植物由陽光進行光合作用來獲得能量，食草動物以攝取植物獲得能量與養分來維生，食肉動物更是靠著捕獵食草動物或食肉動物來生存。所以整個地球的生態中，植物供應了食草動物的食物，食草動物又供應了食肉動物的食物，而人類靠著植物與動物的養分而生存。早期地球食物鏈的最上層應屬恐龍，恐龍最早出現在二億三千萬年前的三疊紀，由於發生了白堊紀末的滅絕事件，恐龍大約於六千五百萬年前的白堊紀晚期就滅種了。考古學家推測，這次滅絕事件可能是由於小行星或彗星撞擊地球的原因，也可能是發生了巨大且歷經長久時間的火山爆發所造成。火山爆發所產生大量的灰塵，進入大氣層中，遮住了陽光，影響到植物的光合作用，植物無法正常生長，而使全球的生態造成浩劫。

石油、煤和天然氣，就是古代的這些恐龍或巨大的動物與植物，遇到地殼變動而被埋在地底下。經過漫長的歲月以及高壓和高熱的環境，經過物理與化學變化後逐漸形成的。

當然，石油提供了我們現代化社會最重要的能源，但是這個經過幾千萬年才生成的能源，卻被人類在短短不到二百年間，幾乎消耗殆盡，它大概只夠我們再維持三、四十年而已。

梅門子弟人人吃素，這是最健康，也是愛環境救地球的具體表現。當我們吃掉一公斤的牛肉，也就等同消耗了十六公斤的穀物，十萬公升的淡水，侵蝕掉三十五公斤的地球表土，製造出四十公斤的排泄物，釋放出有一百多種污染性氣體的牛屁（牛的廢氣），向臭氧層排出十三公斤的二氧化碳。這還不包括因吃多了肉類而招致人們健康上的問題，如高血壓、糖尿病、痛風、心臟病等等的文明病。在喧騰一時的瘦肉精問題出現時，這是提倡吃素最好的時機。

平甩功與物理學的關係

平甩功與人體能量有什麼關係呢？讓我們先談談與平甩功比較有關係的力學；大家都知道，一個團隊要有向心力，團隊才能發揮應有的力量。為什麼要強調向心力呢？當然是害怕團體中有人搞派系、或搞分裂、或背後搞鬼，若我們將之比喻為離心力。這麼一來，領導者就要施出魄力，以向心力來平衡離心力，這個團體才能生存，才能發展。這是大自然最基本的道裡，所以團體的領導者要以向心力來抵消離心力的負面影響，這正是表現領導統御的時機。一個團體或是一團軍隊，必須要有士氣，這個士氣指的就是團隊的向心力，也就是團隊的能量。

力學中的向心力與離心力是平衡的，當甩動一顆綁著繩子的小球，甩得愈快，就要花更大的力氣抓住繩子，若手一鬆這顆球就飛出去了。

我們以田徑項目的擲鏈球運動來做例子，運動員握著鐵鍊的一端，用最大的力氣，讓鐵鍊另一端的鐵球在空中旋轉，到了足夠的加速度時，就將鐵球甩出去。

這項運動就表現出運動員由身體所發出能量轉變成向心力，由向心力來平衡鐵球因旋轉所產生的離心力，在最後一剎那，手一鬆，使由旋轉產生的加速度讓鐵球甩得最遠。

這看起來好像很簡單的動作，但它包含著物理學中的一些基本定律。以力學的觀點來看，當運動員緊握鏈條時，他的手臂加上鏈條的長度就是所謂的力距，力距越長、旋轉的速度愈快，所施的力氣就要愈大。當然還要包含一些技巧，如鏈球飛出去那一剎那的角度，當時的風向與風速，運動員將鐵球甩出去時幾乎也都會大吼一聲。這大吼一聲就是將「氣」釋放出來，這些因素都會影響成績。這大吼一聲，雖無法用科學的方法來分析能增加多少成績，但相信那爆發性的聲勢，應該是一種氣場的力量。再配合肌肉的動作，瞬間釋放出爆炸性的能量，這幾項因素湊合在一起，就影響了最後的成績。

甩鏈球的例子和平甩功有什麼關係呢？這要由角動量、血液與流體力學、血液的波動與共振頻率，來探討平甩功的動作與人體能量的神奇關係。

英國當代著名物理學家史蒂芬．霍金（Stephen William Hawking）曾說過：「寫一本科普書籍，若每增加一條公式，讀者就會少掉一半。」這句話就是有名的「霍金定律」。

以下是我對平甩功的一些詮釋，有些是有物理學的依據，有些是我的假設。胡適先生說過「大膽的假設，小心的求證」，有些地方我就大膽的假設了。

先談談科學上較有依據的部分，為什麼要用甩鏈球的例子來解釋平甩功呢？因為甩鏈球與平甩功的物理基本原理很相似，只是甩鏈球比平甩功激烈得多。

平甩功只要空著雙手，雙手也不用在空中旋轉飛舞，好像耍大刀似的。只要雙手平舉與肩同寬，兩腿平行稍微分開並與肩同寬，雙手前後平甩。向前時甩到肩膀的高度即可，回擺時也擺到身後適當的位置，不必刻意往後擺。要注意的是每甩五下，雙腿要蹲彈二下，如此一次大約做十五至三十分鐘，每日做二至三次就差不多了。

平甩前記得讓心情安靜下來，調適呼吸，小作一番吐納的功夫；事後則記得喝一杯溫開水，補充水分。這麼一段簡單的文字，就將李師父的平甩功作了扼要的說明，下面再進入它的物理世界。

從甩鏈球的例子來看，雙手平甩是一種向心力與離心力的平衡動作。當雙手上下擺動，就像一個鐘擺的搖動，當然它的振幅要比鐘擺大些，又要比甩鏈球小得多。當雙手的手臂向上擺動時，需要一個抬舉的力量，這個力量來自肩膀與手臂肌肉，還有腹肌的配合。

當手臂達到與肩部同高時就順勢向下擺動，在往下擺動時由於地心引力的關係，手臂就會加速向下。此時血液也因離心力的作用，會往十指的方向加速流動，達到血液循環到達微血管的順暢效果。

所謂十指連心，血液若順利的流到指尖，又順利流回心臟，表示身體的「氣」都通了。

有許多做過平甩功的人，多有類似的經驗，就是在做平甩功前，若手部感到冰冷，則在甩到十來分鐘時，手部就感到溫暖了。中醫有言「氣滯則痠，血瘀則痛，不通則痛，痛則不通。」所以氣血不通是許多病灶的開端，中醫講究「治未病」就是未雨綢繆，平甩功可以預防未來可能發生的疾病就是這個道理。

「治未病」有兩種含義，一種是說未得病就先做預防的措施，不讓疾病發生，就是所謂的「養生」。另一方面是說若有了疾病就要儘早治療，不讓疾病愈來愈惡化，就是早期發現早期治療的方法。

為何要每甩五下，腿部要蹲彈二下呢？從力學的解釋來看，有如盪鞦韆的例子，當鞦韆的位置到了最高點時，若您將膝蓋稍微蹲彈一下，力道就正好用在最有效的節點上，鞦韆就會愈盪愈高。若您的力道

平甩動作說明

雙腳與肩同寬，平行站立。
雙手舉至胸前，與地面平行，掌心朝下。（圖一）
兩手前後自然甩動，保持輕鬆，不要刻意用力。（圖二）
甩到第五下時，微微屈膝一蹲，輕鬆的彈兩下。（圖三）

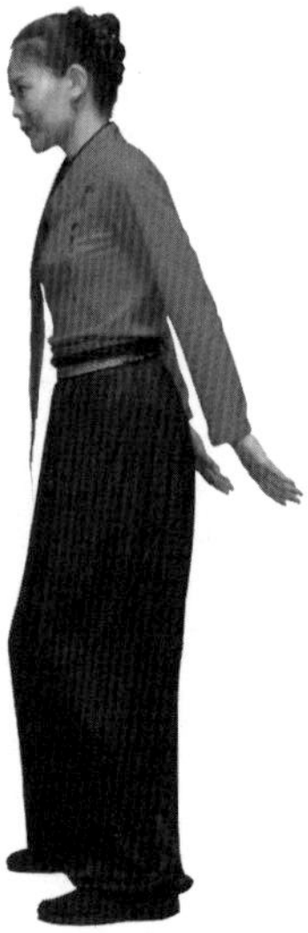
（圖三）

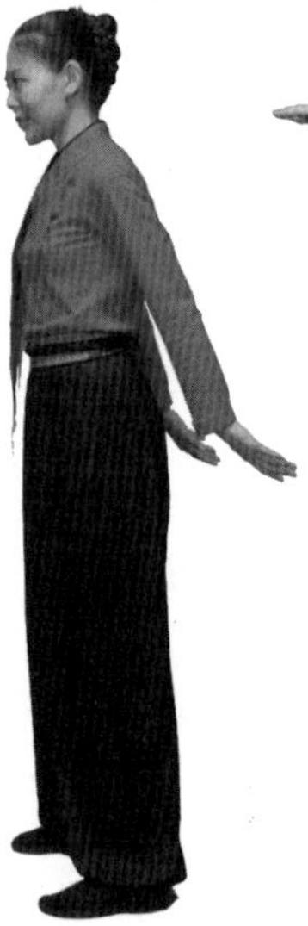
（圖二）

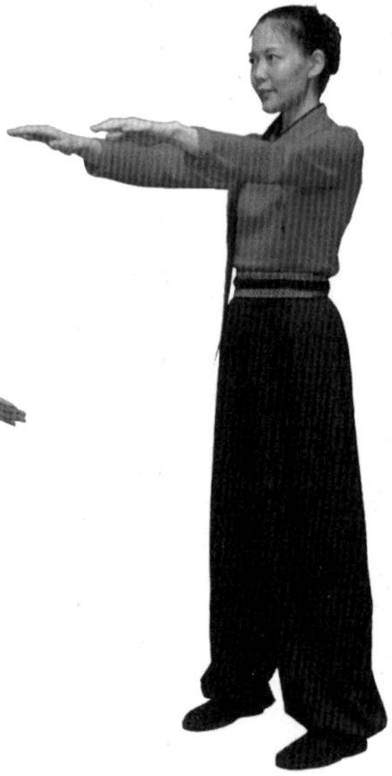
（圖一）

恰恰好，鞦韆就會保持在一定的高度，您所施的力道就會克服空氣阻力以及鍊條的摩擦力，而使鞦韆不會停下來。同樣的道理，當雙手甩到第五下時，在雙手往下甩與往回甩時，腿部各蹲彈一下，這二下就給身體「提氣」的能量。不但補充血液的動力，也靈活了腿部的筋骨與膝蓋的活力。

為什麼要每甩五回蹲彈二下，而不是每甩一回或其他次數來蹲彈呢？這是李鳳山師父長年的經驗，他認為這是最好的比例，即使持續做了幾十分鐘，平

平甩功的力學分析圖

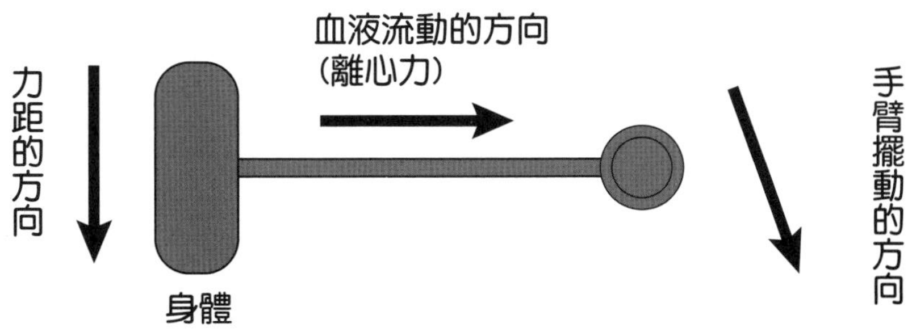

甩者還是能夠保持優雅安定的心境。各位可以試試看，若您每甩一回就蹲彈二下，不消幾分鐘您的腿部就吃不消了。

平甩功是有氧運動

平甩功是一種典型的有氧運動，所謂有氧運動，就是當運動時身體所獲得的氧氣足夠身體所需；或稱有氧代謝運動，指身體裡面的糖分、脂肪以及蛋白質在氧氣的作用下分解為二氧化碳和水，同時釋放能量。此時身體內細胞的二磷酸腺苷（ADP）會再合成三磷酸腺苷（ATP），然後由三磷酸腺苷分解後釋放出能量，這個能量就是提供生命活動所需要的因素。由於脂肪需要氧氣才能代謝，所以減肥必須要做有氧運動。

有氧運動同時也可以明顯地提高大腦皮層以及心肺系統的機能，它會促使神經系統保持充沛的活力，使體內產生抗衰老的能力。若您運動後會喘大氣，表示您所得到的氧氣不足身體所需，要以喘大氣來獲得更多的氧氣才行。所以有些劇烈運動，不見得是養身的運動，有時做完劇烈運動全身痠痛，就是因為肌肉用力時，形成血流的中斷，在缺氧的情況下使得代謝產物無法被血液清除，而堆積在肌肉中，進而刺激到痛覺器官。

在此再進一步做個人「大膽的假設」，這些假設的「小心求證」則須更多的證據來證實。

一個運動體都有它一定的運動頻率，例如將一顆乒乓球丟在硬地上，它會以一定的頻率連續彈跳。由於球體與地面的摩擦力以及空氣的阻力，它會愈跳愈低，然後逐漸停止。它彈跳的高度就是它的振幅，也就是說它的振幅會愈來愈小，同時它的頻率會愈來愈高。

但若將乒乓球放在您手上的球拍上彈跳，您給它適當的力量，它就可維持持續的跳動。

平甩功也是一樣的道理，每甩到五下時，若光只靠上半身的力氣來維持手臂一定的頻率與振幅，可能有點吃力。若適時的以下半身的腿力來加把勁，就可以一直輕鬆的持續下去。

這裡所說的頻率，就是每秒鐘雙手擺動的次數，振幅就是雙手擺動的高度。

物體振動的頻率，可從巨觀的角度看，也可從微觀的角度去看。巨觀指的是以物體整體的觀點來觀察，如將整個人體或整個手臂當作一個物體來看，微觀指的是以物體內部最細微的角度來觀察，就是從人體的細胞、原子核、電子、中子與質子的層次來觀察，這點會在這本書的後續章節裡給讀者介紹。

一般而言，手臂大約是身體長度的五分之二左右，若我們的手臂每秒鐘甩動一次，它的頻率就是一個赫茲。

若雙手不停的甩動，而雙腳一直站著不動，一方面會站的不太穩，一方面甩動所產生身體內部的摩擦力與空氣阻力，都要靠上半身的力氣來克服。若膝蓋適時的蹲彈二下，能給手臂一個適當的助力，也讓膝蓋的筋骨活絡。

我們再用鐘擺理論來說明，鐘擺愈長，擺動的速度愈慢，傳統古董掛鐘就是以調整擺錘下方的小螺絲，來校正時間的準確性。

以身體振動頻率的角度來看，若手臂長度是一，那身體大約是二點五。手臂每甩五下，腿蹲彈二下，正好符合諧波的位置，所以身體感到較為順暢，也不會有不平衡的感覺。

我這點解釋，是屬於「大膽的假設」，尚待「小心的求證」。

頻率

頻率就是物體在每秒振動的次數，它的單位是赫茲，它的符號是「Hz」，是紀念十九世紀的一位德國物理學家海因里希·赫茲（Heinrich Rudolf Hertz）。以聲波為例，人的耳朵能聽得到的頻率大約在二十赫茲到二萬赫茲之間，頻率愈高，音調就愈高。

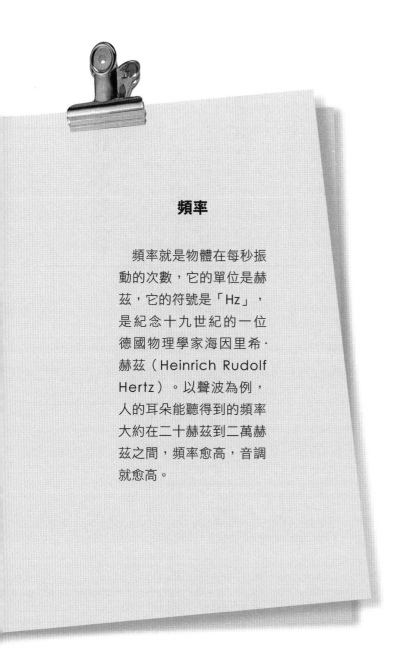

平甩時心中的意念

有人問，在作平甩功時，心中是否要排除雜念？

一般健身房都會在健身設備前放置一台電視機，讓使用者邊健身邊看喜歡的節目，來排除運動時腦袋的無聊。事實上當一個人在做運動時，到底是不是要很專心，是不是必須「心無雜念」？這點在科學上沒有特別的研究，但由一些文獻上可以略知一二。在中國功夫的相關書籍有特別提到，如靜坐氣功的存想，就是用集中意念想像的方法，存想大自然的景物而達到鬆弛神經的靜功方法；儒家的「坐忘」就是這種方法。

又如氣功中所說的「氣感」，是指練氣功或意念集中在身體中某個特別的部位時，那個部位會產生一種熱、麻或癢的感覺。若一邊練氣，眼睛一邊盯看著世界盃足球賽，腦中被球賽完全吸引，相信一定感覺不出有何「氣感」的。許多練氣功的人都說會有「氣感」的經驗，但它的成因尚待科學家研究。又有人認為「氣感」可能是一種幻覺，但幻覺並非一件壞事，自有它的意義。它是以一種意志力來驅動神經，進行身心靈的調適。這種調適有時對人的健康有很大的幫助。

比方說為何人類要追求快樂？因為人快樂了，他的腦子就沒有壓力，消化系統也順暢，血壓也不至於那麼高，有說不完的好處。有些時候，某些生理反應也會被氣功界認為是「氣感」的一種；當身心放鬆時，人體微血管的循環就會比較順暢，最直接的感覺就是感到溫暖。這個現象相信練過梅門平甩功的人最有經驗，即使在寒冬，只要平甩數分鐘後，十指很快地就會感到溫暖。中醫所指的有「風」，或說這是「氣到指尖」。

還有一個很有趣的例子，市場上有許多保險公司或多層次傳銷公司，經常會舉辦會員的「激勵士氣」大會。我曾有機會參加過這種場合，雖然我並無機緣從事這個行業，但其中有些過程讓我印象深刻。會議中領導人請會眾們全體起立，與前後左右的鄰座們互相擁抱，並互相說「您是我的貴人，我們要互相幫助」，然後全體與會者大聲呼口號：「我要成功、我會成功、我一定成功！」就如孫中山先生說的：「思想產生信仰，信仰產生力量。」當然有了力量就會產生成功，所以我們不容忽視思想與信仰的力量。

依據行政院公平交易委員會的資料，台灣每五個人就有一個人從事直銷活動，這些超過五百五十萬的從業人員，每年經營超過六百億的營業額，他們每天鍥而不捨地從事他們的事業。每天早上一起床就充滿了活力，一家一家的去敲門去拜訪潛在客戶。「勇敢地去敲貴人的門」是他們的中心信仰，因而成功致富的人不在少數。

這個例子給我們的啟示是，只要有信心、有信仰，這股「氣」會讓一個人成功，無論是事業上、健康上都一樣。不過在此要稍微提醒一下「勇敢地去敲貴人的門」的朋友，也得稍加考慮這些貴人們，不要使得他們要天天接受被敲門的困擾。

再讓我們回到平甩功，當您在平甩時，心中要有什麼意念呢？梅門的饒師姐懷英建議，若您是基督徒，您可以在平甩前四下時誠心的默念「哈利路亞」，而在甩第五下、同時蹲二下時，默念「阿門」。若您是佛家弟子，則可以在平甩前四下時默念「阿彌陀佛」，而在蹲二下時，默念「慈悲」。若您是其他宗教的信徒，默念您的意念。若您純為健康而甩，那就建議您默念「健康快樂」與「感恩」。

俗語說「相由心生」，一個人心中有明確的目標，對這個目標有充分的信心，這股意志力自然會表現到臉部的表情上。若我們稍微注意一下較有成就的人，他們大半是氣色紅潤，眼睛炯炯有神，這就是意志力表現的跡象。而對一個正在努力求上進的年輕人來說，這種精神力量更為重要。所以建議正在練平甩功或其他功法的同道，利用練功的同時，也鍛鍊自己的意志力。一邊練功一邊集中意志力，讓「氣」走遍全身，讓「氣」走到身體需要修補的地方。練完功後更讓這股意志力繼續達成心中想要達到的事情，也就是「心想事成」的境界。

下面再談談為什麼眾人一起做平甩功，比一個人單獨做好呢？這就要用人體的「氣場」來解釋了。俗語說的「眾志成城」就是這個道理，如五代十國後蜀的何光遠在《鑒誡錄．卷七．陪臣諫》寫道：「四海歸仁，眾志成城，天下治理。」也就是大家同心協力的去做一件事，那種氣勢、那種氣場是會產生共鳴的。

「氣場」是什麼？在氣功界的解釋是，人在練功時，除了內氣的運行外，還有外氣的釋放，這外氣就形成了氣場。當數十人數百人、甚至數千人一起做平甩功，氣場在空中互相震盪，互相共鳴，形成一股相疊的能量，使參加者感到有互相「加持」的力量。因此達到人人精神煥發，氣勢如虹的功效。

這也就是李鳳山師父要推廣平甩功，要人人做、團體做。每年的「祭天」大典，都有數千人一起做，還要推廣到全世界，達到世界和平與世界大同的目標。在後面的章節裡，我會繼續用能量與波的觀念來對平甩功與一般氣功做進一步的探討。

平甩功的功效

梅門氣功團體先後出版了幾套平甩功的方法與功效，如《李鳳山自馭之道》[1]、《李鳳山養生四書》[4]、《平甩的奇蹟》[5]等等。書中介紹了許多真人真事的見證，每個故事都很感人。有些人有健康的問題、有些人有心理平衡的問題、也有人是靈性追求的問題，都由平甩功的緣分，使他們的身體得到了健康，心理得到了平衡，靈性得到了寄託。而說故事的人，現在大都投入梅門擔任志工，為更多人服務。

有更多的故事，書中沒有記載，但奇蹟每天都在發生。與梅門師兄姐們接觸的機會，常會聽到這方面的故事。以下舉一個例子，如有一位在美國執業的牙醫，因每天為了看牙，使身體的腰椎、手部的肌肉都產生了職業病。在經過梅門美洲公益之旅的機會，開始勤練平甩功，使得症狀改善。其他例子也經常在發生，讀者可以參閱梅門的網頁[6]。

能量的平衡

物理學上有一個「能量守恆定率」，或稱為「能量不滅定律」，也被稱為「熱力學第一定律」。它的意思是說一個系統總能量的改變，等於傳入或者傳出這個系統的能量，不會憑空變多或變少，它是以功或熱量的形式來傳入或傳出。後來當「相對論」被提出時，質量和能量是可以相互轉變的，所以若能計算出質量的改變，就能算出能量的變化。例如核能，若核燃料的質量消失，就能產生很大的能量。在這種情況下，能量守恆定律就被改稱為「質能守恆定律」。

我們以晉朝的大將軍陶侃搬磚的故事為例，來說明能量、質量、力與功的基本概念。陶侃為了鍛鍊身體，每天早上將幾百塊磚頭從房間搬到院子裡，晚上又將它們搬回室內，一年四季從不間斷，所以後人稱呼他為「運甓翁」。當陶侃每天將磚頭由室內抬起來時，他以身體的力量對磚頭施以一定的「功」。當磚頭被他抬到與腰同高的位置，而假設他的身高有一百八十公分，而他的腰部離地大約正好一百公分。又假設每塊磚頭的重量都是一公斤，這時他對磚頭所施的「功」就是他給予這塊磚頭的位能。磚頭由陶侃的手臂得到位能後，這時位能就轉成動能，而假設他一不小心將磚頭掉落在地上，地面就接受了九點八牛頓的力道。

這九點八牛頓是將一公斤的磚頭重量，套上牛頓重力加速度的公式所算出來的。這力道正式的名稱就是「力」，力的單位就是牛頓。

當陶侃將磚頭抬到與腰同高後，若在院子裡走了十公尺，這時他對這塊磚頭就施了十牛頓─公尺的功。一個「牛頓─公尺」就被定義為一個「焦耳」，相信以這個例子，可以讓讀者稍微瞭解什麼是「力」，什麼是「功」，什麼是「能量」。能量又分為「位能」與「動能」。

「焦耳」也可以用在電能上；比方說一盞一百瓦的燈泡，開了十

牛頓重力加速度的算式

「牛頓」這個單位是為了紀念一位英格蘭的科學家艾薩克．牛頓爵士（Sir Isaac Newton），就是那位曾坐在蘋果樹下沉思，忽然被樹上掉下來的蘋果砸到頭上，而發現了曠世著名的萬有引力與三大運動定律的科學家。

$F = mg$，F就是磚頭掉落在地面的力道，m是磚頭的質量，g是萬有引力常數，它的值大約等於9.81公尺/秒^2。

焦耳

「焦耳」這個單位是為了紀念英國科學家詹姆斯．焦耳（James Joule）。假使當初陶侃搬的不是磚頭，而是一顆一百零二公克的蘋果，那麼他對蘋果所施的功，或這顆蘋果接受陶侃的能量就正好是一個焦耳。

功與能量的單位都是焦耳。

個鐘頭，就燒掉一千瓦小時的電力，俗稱一度電，這時可以換算成三百六十萬焦耳的能量。在現今水電雙漲的時代，建議您還是儘量使用數瓦到十幾瓦的ＬＥＤ燈泡，它比一百瓦燈泡所耗的電能少了許多，但亮度卻不會比一百瓦的差。

關於能量的單位，再舉一個輕鬆的例子。有一次我與幾位朋友在大陸的一座名山遊覽，當我們到達休息的地方時，一位穿著唐裝，戴著一頂瓜皮小帽，留著八字鬍，胸前掛著一個斗大羅盤，好像穿著戲服隨時準備上戲的師兄靠過來，他說：「這位施主，您的臉色紅潤，能量充沛，磁場充滿，必是富貴之命，讓我來幫您算算命好嗎？」

我回答他說：「師兄啊，既然您說我能量充沛，到底充沛到多少焦耳啊？磁場又充滿到多少高斯啊？」

「焦耳？高斯？」那位師兄一副丈二金剛摸不著頭腦地愣在那邊。

「焦耳不是能量的單位嗎？高斯不是磁場的單位嗎？就好像我問您今天氣溫是攝氏多少度的意思啊！」我回答。

「先生！您的錢我不賺可以吧！」他就悻悻然地離開了。

我的朋友說：「人家賺點錢餬口，您幹啥這麼消遣人家嘛！」

我說：「做一行要像一行，說不定他受到這次刺激，回家奮發圖強，猛讀物理，將來成為傑出的物理大師加算命大師也說不定。」

第三章

人體與宇宙間能量的共鳴

由人體發出的能量

談起物理學與人體能量之間的關係，包含了很廣泛的領域，諸如熱力學、電磁學、光學、波動力學、生命科學與量子力學等等，都有著很密切的關連。有些科學實驗已證實了練氣功的人可以發出能量，這些能量就是氣功界所稱的「內氣」與「外氣」。我們在前面已經以科學的角

由人體發出的能量大約等於一個100瓦燈泡的能量。

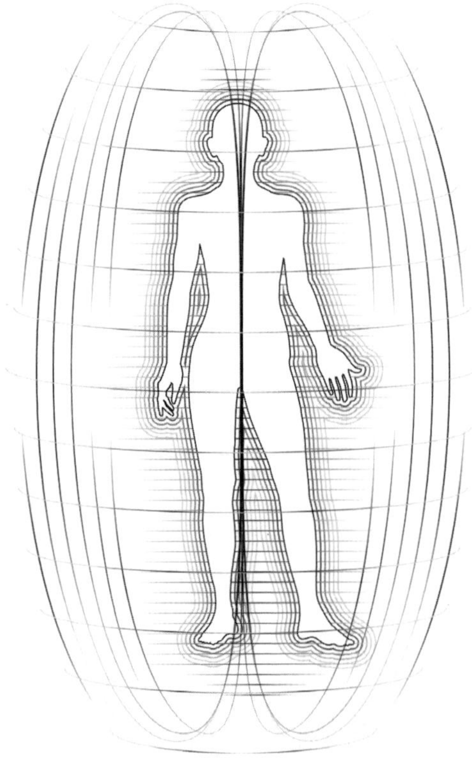

度，說明了李鳳山師父的平甩功與能量的關係。

物理學裡所說的能量與氣功裡所說的「氣」大致是相通的，不過「氣」的學問可是要比「能量」深奧得多。讓我們先瞭解能量的奧祕後，再進一步瞭解如何善用這些能量，如何讓這些能量來改善身體的健

人體能量的公式

人體所發出的能量＝人體的表面積（假設為2平方公尺）$\times 5.67 \times 10^{-8}$（斯特凡－波耳茲曼常數）×人體的輻射係數（假設為0.65）×（人體皮膚平均絕對溫度（假設為306度）^{4}－環境平均絕對溫度（假設為293度）^{4}）＝103.02瓦

若人體表面積較小，或輻射係數較小，或環境溫度較高，則所測得人體發出的能量就會相對的較小。

康，改善心靈與身體的和諧。願這本書能對這方面有興趣的讀者們，對追求身、心、靈的和諧與健康的朋友們有所幫助。

一般來說，一個成年人皮膚的表面積，依身材大小，大約在一點七至二平方公尺左右。在正常體溫，也就是攝氏三十六點五度下，由於皮膚散熱與衣服吸熱的關係，人所呈現於體外的溫度大約在攝氏二十八度左右。若外界的氣溫是攝氏二十度，我們就可以套用物體所發出功率的公式，算出一個人大約可以發出八十五瓦至一百瓦的功率，也就是說可以點亮一盞八十五瓦到一百瓦的燈泡。不過真的要點亮一個燈泡，可不是這麼簡單，還得將這些熱量收集起來，經過發電的過程才行。

如您參加夏令營，與一群朋友們圍著熊熊的營火，或在寒冬的夜晚，坐在溫暖的壁爐邊，或您與家人躺在金色的沙灘上，享受溫暖的陽光。這時您就會從營火、壁爐或陽光裡吸收它們所發出的輻射熱。這些輻射熱就會成為您身體能量的一部分，再結合身體代謝所產生的能量，由您的身體發射出來。身體代謝的能量，就是由您體內的消化系統、呼吸系統、循環系統經過新陳代謝的過程來產生的。

人體與外界之間能量的吸收與發送，除了靠接觸或空氣傳導外，大部分是以輻射的方式來進行的。而輻射就是電磁波的表現，接著要給讀者介紹的就是電磁波的相關理論，還有它與「氣」的關係。

用電磁波的方式來解釋氣功的「氣」，就是以科學的方法來探討傳統的觀念。不管是物質或能量，都可以用宏觀的角度，也可以用微觀的觀點來看它們。宏觀是巨觀的意思，就是可以用肉眼觀察到的物件。以物理界的習慣，宏觀被認為在以一毫米至一千米之間的尺度用來觀察的東西，也就是說用大尺度的觀點來看東西。俗語說「見樹不見林」，指的就是只看小東西卻忽略了大格局的意思。微觀指的則是將物體分割到非常小，可以小到分子、原子或電子這麼小。而能量也可以由百萬焦耳到電子伏特這麼小。量子力學中的能量，就屬於微觀的能量領域了。

人體能量與量子力學

談起量子力學，最早的概念是來自黑體輻射。黑體指的是很理想化的物體，它可以吸收所有照射到它上面的能量，或者稱為輻射熱，然後又可以將這些輻射熱，再發射到環境裡去。

早期的古典力學，或稱經典力學，就是討論在宏觀領域中物體的一些現象，像牛頓力學、流體力學等等。而現代的物理學，就進入了微觀的領域，量子力學就是典型的代表。有人形容量子力學是宇宙的精靈，是文學界的莎士比亞，是哲學界的柏拉圖。

「量子」這個名詞早年是緣起於拉丁語的「quantus」，也就是「有多少」意思。在近代物理學中所用到量子的概念，是用它來表達一個不可再分割的，最基本的能量單位。例如一個「光量子」指的就是光學中最基本的單位。而量子力學、量子光學等等都是近代物理學中，最基本的能量力學。「量子論」中所講的概念，就是指所有物質與能量是可以被量子化的。由二十世紀的初期到現在，這種新的概念，讓許多物理學家認為量子論是一種用來瞭解和描述大自然的基本理論。

我們生活在現代的文明世界裡，每天與電腦、電視、手機、核能、航太等，有著密不可分的關係，而這些科技的理論基礎，也都是與量子力學有著密切的關連。

量子力學也是電磁波、光、輻射、波動的基礎，像我們生活周遭的空氣一樣，我們看不到它，但它是存在的。而電磁波除了可見光的頻率之外，它也是看不見的。俗話說「眼見為憑」，在這個領域可不一定。如一位氣功高手在練武功時，您可能聽得到「虎虎生風」的聲音，但他所發出神祕的氣場卻是看不見的。

電磁波的範圍很廣，它們的波長由長到短，包括了無線電波、遠紅外線、紅外線、可見光、紫外線、X射線、γ射線等等。電磁波的速度非常快，一秒鐘可以跑三十萬公里，也就是可以繞地球七圈半，這就是所謂的「光速」。

電磁波是以波長與頻率來區分它的區段，波長愈長它的頻率就愈低，能量也愈小，對人的傷害就愈不嚴重。如調幅或調頻收音機，它的波長大約在一米到數百米之間，頻率在一百萬到一億多個赫茲，赫茲就是一秒鐘振動的次數。宇宙中電磁波的頻率範圍，大約從零點幾赫茲到十的二十多次方赫茲。它們的波長，大約從十的負十六次方到十的八次方米。在這麼大範圍的電磁波裡，我們人類所能看得到的可見光只是其中一條窄縫而已，波長大約從四百奈米到七百奈米之間。

奈米是長度的單位。一公尺叫一米，一公分叫一厘米，一米乘上十的負九次方就是一奈米。

四百奈米以下的波長就是紫外線，再短就是X射線，γ射線等。七百奈米以上就是紅外線、遠紅外線、微波、收音機的調頻與調幅電波等。有時「奈米」這個名詞還滿管用的，有人賣奈米水、有人開美容院提供奈米燙的服務，就不必太認真了。以前人家有太空人，我們有太空被；人家有原子彈，我們有原子筆；似乎只要加上一些科學名詞就顯得很科學了。

人類與大自然的電磁波平衡

由人類的演化史來看，人類在地球上大約生存了兩百萬年左右。在這兩百萬年間，人類已與大自然間的各種電磁波達到了和諧共振的境界。無論是來自太陽的電磁波（就是陽光），或來自宇宙射線，或來自地球磁場，或來自人體自身發出的電磁場。這些電磁波間的頻率、波長、強度等等人類都已適應，只要稍出現人為或自然界的改變，就會產生影響。這些影響有些是正面的，但也有的是負面的，而且人類要重新去適應他們。

正面的，例如收音機的發明，利用調頻或調幅的電台波段，使得人們能收聽到美妙的音樂，使聽眾心情愉快。早年電視機不普及時，收聽廣播是人們很重要的精神食糧。又如電報與無線通訊的發明，使人類的交流溝通進入無遠弗屆的境界。

收音機已被人類使用了約一百年，在這一百年中，科學家並未發現由廣播電台所發出的電磁波對人體有傷害的報告。主要原因是它的頻率不高，是人體可接受的範圍，人類已適應它的存在。而以聽眾的角度來說，收音機只是單純的接收信號，並沒有發出信號，所以就沒有手機一般的風險。

負面的例子就如大家天天使用的手機，由於手機除了接收訊號外，它也發射出無線電波，因此會產生輻射。將手機貼近耳朵通話時，對接近大腦部分的組織就會產生一定的影響，故其安全性經常受到質疑，所以大家對手機的電磁波以及基地台的電磁波會有一些恐懼感。

電磁波對人體的影響

電磁波輻射線強度對人體的影響，與它所發出的能量成正比，也就是說，與接近發射源的距離有關，愈接近就愈強，它們成平方的關係。同時也與接受輻射的時間成正比，所以建議讀者們在使用手機時「長話短說」，或使用耳機讓手機離腦部遠些，也是一項很好的方法。

還有人提出一項警告，若耳機與手機之間的連接線，使用的品質不佳，隔離效果不好的話，也會發出電磁波。

目前世界上已有一些衛生單位正在作科學統計，證明手機與某些腦部疾病的因果關係。二〇一一年五月三十一日，世界衛生組織所屬的國際癌症研究機構（IARC）宣告：「從證據可以得出結論，手機可能帶有某些致癌風險，並將手機使用列入了可能致癌的分類中。」

有科學家研究手機在關機與開機時，對人腦的影響；由研究的相互對照看出，當手機開機又貼近腦部時，下腦部上端的區域，腦神經的活動特別厲害；而當手機關機時，這些影響就消失了。世界衛生組織中，包含十餘國的數十名科學家，公開宣稱：「使用手機有引發癌症的風險。」

世界衛生組織研究又指出，使用手機超過十年的人，由於手機的電磁場，罹患神經膠質瘤、或罹患腦癌的機率會增加一倍。所以他們將手機的致癌風險，與鉛、DDT殺蟲劑、汽油廢氣等列為同一級。不過世界衛生組織與一些專家也說，手機跟癌症兩者的關連性，還需更多、更長時間的研究來佐證[7]。我們可以瞭解手機對人體的影響，但較可怕的卻是未知的部分。

另一方面更讓人擔憂的是，來自基地台所發出的電磁波。這些設施與手機不一樣，手機只有在使用時才有輻射的問題，而基地台的電磁波是二十四小時不間斷地在發射，距離愈近輻射愈強。一般基地台所發射的頻率約在八百至一千八百MHz間，也就是收音機的一千倍以上，到底它對附近居民有沒有影響，多年來也都是各說各話。不過政府有公告基地台電磁波管制標準，規定每平方公分不得超過零點四五毫瓦。行政院環保署自民國八十九年起，曾對全國行動電話基地台作監測，還好他們都在這個標準值內[8]。

問題是，規定是規定，但大家不一定瞭解這些標準值的意義。大家所關心的除了生理層面，還有心理層面，這心理層面要遠高於一些不確定的因素。若頂樓有人裝了基地台，住戶最關心的是，這棟樓的房價會不會受影響？住在裡面罹病的機率會不會比一般正常人更高？最近的頭痛失眠是不是與這件事有關？有了這些煩惱，原來不會疼的頭就開始痛，原來沒有失眠問題的人就開始睡不著。有些調查已經發現了某些生理與心理症狀可能是由電磁波源而引起的。

二○○二年時，在法國曾經進行過一項調查，就是針對居住在距離基地台三百公尺內的鄉村居民，以及居住在距離基地台一百公尺內的都市居民，做不同症狀的問卷報告。結果在這二種情況下，這些人都呈現出疲勞、頭痛、睡眠以及記憶力減退的明確症狀。在西班牙、埃及、波蘭和奧地利做類似的調查，也得到類似的結果。

但也有人批評，有些反應是因為會受到自我恐慌的影響，所以不是那麼準確。不過這些自我恐慌的影響，就是直接或間接的來自這些基地台。假設這恐慌是來自內心的，而內心的恐慌也會造成人體內部電磁場的混亂，雖這是屬於心理學的範疇，但也是由對外來電磁波的恐懼，而造成人體內在電磁波的不和諧。

量子力學的故事

接下來我們討論量子力學發展的過程，以及它與人體能量的關係。

「量子力學」的創始人是德國物理學家馬克斯．普朗克（Max Planck），他因為發現了「能量量子」而對近代物理學做出了重要貢獻。一九〇〇年十二月十四日被物理界稱為「量子日」，是因為普郎克先生在這一天發表了他的「能量量子化」的假說，後來在一九一八年他獲得了諾貝爾物理獎。直到目前，諾貝爾的物理獎大都是頒給從事與量子力學研究的相關學者。

一九〇五年，愛因斯坦發現了「光電效應」，他當時就是將光看成許多的粒子，當這些粒子射在一塊金屬板上的時候，金屬板上就有許多電子被打出來。這些光粒子就被他視為量子，所以後來光就被稱為「光子」或「光量子」。

現代的太陽能發電，就是將太陽光照射在某種矽晶

太陽能發電的基本原理，當太陽能板接受陽光的能量就會產生光電子。

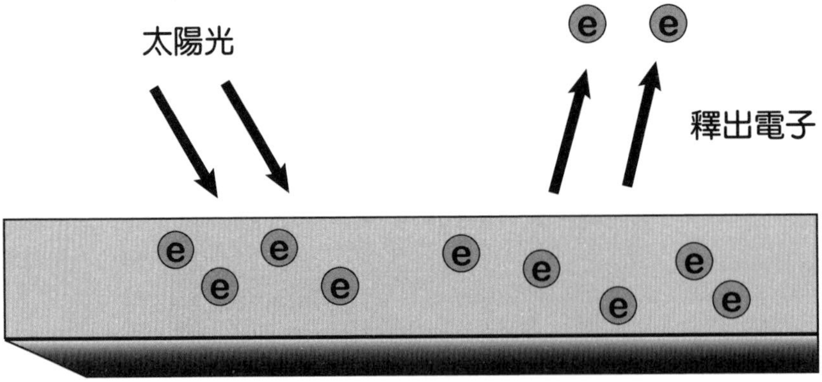

片上，矽晶片接受太陽光中光量子的能量，激發出光電子，這種效應就是典型的「光電效應」。再將這些光電子儲存到蓄電池內，就可以當一般的電源使用。要發生光電效應，光量子必須要有它一定的能量門檻，少了不行，多了浪費。目前產生這些光電子的效率還不是很高，一般商業用的設備，大約在百分之十五到百分之二十左右，所以產生的電就要省著點用，若拿它來做照明的話，大部分都會配合很省電的ＬＥＤ燈泡。

ＬＥＤ是最近幾年突飛猛進的產品，它非常省電，要發出同樣的亮度，約只需傳統白熾燈泡五分之一以下的電力，它的壽命又要比傳統燈泡長幾十倍。它也是利用量子力學的原理，將一個電能輸入某種晶片，將晶片中的電子激發到某個激發態，當電子回到原來的基態時，它就會發射出光量子。將這些光量子作為照明使用，就是現代的ＬＥＤ照明原理。

愛因斯坦對光電效應的貢獻，真是功不可沒，不知造福了多少人類。後來他又提出著名的「質能轉換方程式」，也就是大家熟悉的質量乘以光速的平方就是物質所能發出的能量。他這一發現，直接間接促成了後來原子彈的發明。他在科學上還有一個更大的貢獻，就是他分別在一九〇五年與一九一五年提出了狹義相對論與廣義相對論的理論。相對論（Theory of Relativity）指的是探討時空相對關係與重力理論。

愛因斯坦曾說：「如果相對論被證明是對的，德國人會說我是德國人，瑞士人會說我是瑞士公民，而法國人將稱我為偉大的科學家。如果相對論被證明是錯的，法國人會說我是瑞士人，瑞士人會說我是德國人，德國人會說我是猶太人。」

當然後來由諸多科學家進行後續各種實驗，相對論被證明是對的。到了一九二三年，法國的公爵德布羅意（Louis De Broglie）發現當電子繞著原子核轉的時候，同時也會產生電磁波。這個理論說出物質已不再只是一種粒子，它也具備了波的性質。它也會受到外來電磁波的影響，而它的性質會被改變。這個發現也讓我們瞭解到，為什麼人體會受到外界電磁波的影響，這影響有好的，也有不好的，就看這些電磁波的特性。舉例來說，遠紅外線就是好的電磁波，而紫外線、X光等就是不好的電磁波，它們會破壞人體正常的電磁波活動。這本書所探討人體電磁波的種種運作與功能，就是以德布羅意的發現與理論為基礎。

到了一九二五年，瑞士的物理學家埃爾溫・薛丁格（Erwin Schrodinger），將愛因斯坦與德布羅意的概念，導出了可以表達的數學模式，這就是著名的「薛丁格波動方程式」。無論是電子、光子、粒子，只要是波動的粒子，都可以用他的波動方程式來描述。

同理可推，若是發出人體的電磁波，也應該可以用這套波動方程式表達出來。曾有學者以古典電磁波與量子力學的理論，來闡述人體的電磁波公式[9]。

到了一九二六年，英國的物理學家保羅・狄拉克（Paul Dirac）提出了量子場論；他的理論是說，粒子是一個連續波動場中緊縮而聚集的現象。所以若要描述一個物質，就要同時描述包含於場中緊縮體以及往四面八方無限擴展的空間，就是所謂的「量子場」。

到了一九四〇年，美國物理學家理察・費曼（Richard Feynman），朱利安・施溫格（Julian Schwinger）以及日本物理學家朝永・振一郎

（Sin-Ichiro Tomonaga）等人，將狄拉克的量子場理論再做進一步的修正，稱為「量子電動力學」（Quantum electrodynamics, QED）。有了這個理論基礎，就可以更精確的來描述光與物質交互作用時候的「場效應」。

身心靈與物理學

到了一九五二年，英國物理學家大衛・波姆（David Bohm），他同時也是神經心理學家（Neuropsychology），又是心靈哲學家（philosophy of mind），在美國物理學會（American Physical Society，APS）的學術性期刊《物理評論》（Physical Review）上發表了一篇文章，首次將物質、能量與信息做三位一體的描述。他將薛丁格的物質波函數，詮釋為信息場的概念，他認為要完全的描述一個物質的存在，應包含三方面的意義；也就是「物質、能量、信息」。他的發現更讓我們確信，「物質、能量、信息」與人體「身、心、靈」的對應關係。

因此物理與哲學就更接近了一些，「物質」指的就是一般我們在一個空間裡，無論是用肉眼、顯微鏡或更精密的儀器，可以看得到、量測得到的東西；人體的組織、器官、細胞等都屬於物質。

「能量」就是這本書主題所講的，在不同物質間，在不同的人體間，可以得出的某種相互作用的效應。

「信息」指的是隱藏在物質與能量之間某種整體性的秩序。波姆以「量子勢」來描述物質內所含有看不見的信息場，物質間可以互相傳遞或接收這些量子信息。這種信息互相交換的方式，與波的互相干涉或共振有關。信息場對人體的影響，在後面的心電感應探討中，有些實際的例子介紹。

電子能階

與人體內部能量互動有關的還有「能階躍遷」；人體與自然界的物質，都是由各種不同的原子所組成。在量子論裡的「能階」理論，就是說每一個原子核外圍，都有特定的電子軌道能階存在。圍繞在原子核外邊旋轉的電子，只能在特定能階的軌道中繞著原子核轉。

當入射的光子與原子相遇，而這個光子的能量剛好等於這個原子中，電子能階的能量差時，處於低能階的電子就有機會能吸收這個光子的能量，而躍上較高的能階。

在另一種情形，原來就處於較高能階的電子，也可能因為受這個光子的作用而躍遷到較低的能階。當電子由高能階躍到低能階的時候，它就會釋放出與入射光子相同能量的光子。在這種情況下，入射光的能量不但沒有被吸收反而被增強了。

根據愛因斯坦的理論，低能階的電子躍上高能階位置，與高能階的電子躍下低能階位置，兩者機率是一樣的。所以當一道光照射到某一種特定原子的時候，它的能量會衰減或增強，就要看是遇到什麼樣的原子而定。如果某些原子在較低能階的電子數目較多，能量就會衰減，如果在較高能階的電子數目較多，能量就會增強。

目前所普及使用的太陽能發電與ＬＥＤ照明工業，就是利用這些基

電子躍遷的原子模型，當電子由高能量層（n=3）躍遷到低能量層（n=2），就會釋出電磁波，也就是能量，能量的大小ΔE等於hv，h是普朗克常數，v是電磁波的頻率。

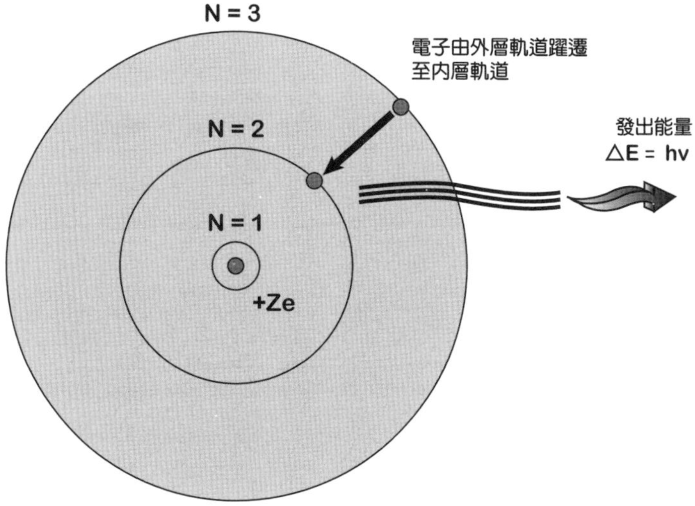

人體間發出的電磁波，若相位相符（左圖），能量就增倍；若相位不符（右圖），就互相抵消。

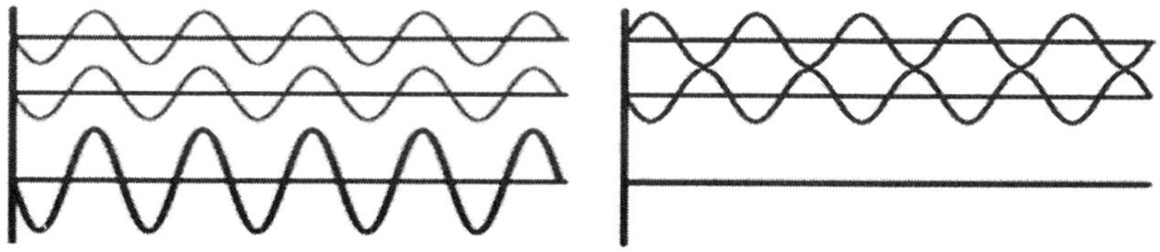

礎理論，來選擇最適當的材料。

人與人之間的共鳴

上面的說明，也許可以激發出我們的想像力，為什麼有些人在一起就有共鳴，有些人在一起就是「不來電」。讓我們用這個道理來解釋人體的信息場，人體基本上是由基本粒子，也就是原子組織而成，這些物質間會不斷的傳送與接收能量與信息，來維繫生命的持續生存。

由身體所發出的能量與信息，就是生物的能量場與信息場。除了人體內部的能量與信息的互動，人與人之間也會產生互動。

常聽人說，某人與某人很「合得來」，一見面就有「一拍即合」的好感。這個現象可以解釋成，這兩個人所互相發出信息波的能量，正好符合了信息場中原子的能階，而由於能階與能量的作用，使得兩者間產生正面的能量。無論是親人間的親情，朋友間的友情，情人間的愛情等等，就是經由這種能量場與信息場的作用而加強。

除了人與人之間的量子場互動，整個宇宙間也充滿了粒子、電磁波與能量。每個粒子間也存在於一個看不見的「量子場」，或稱為「量子波動場」。所以宇宙是一個充滿波動的能量空間，這個量子波動場就是每個粒子相互間進行溝通的信息場。人類體內的小宇宙與大自然的大宇宙，相互間經過數百萬年的能量互動與共振，最後達到今天的和諧世界。

到此大致將一百年前的古典力學，到近一百年的量子論，以及與人體互動的「量子場」，作了一番簡單的介紹。人類未來無論在科學上、哲學上、醫學上的發展，相信會回歸到大宇宙、東方哲學、東方醫學的道理中，而且會在這些理論的結合上，有突破性的成就，這就是「天人合一」的最高境界。

生物信息醫學

未來在醫學工程的研究趨勢，將是善用人體與生俱來的信息場，來偵測身體的各種狀況與疾病，或更進一步利用這種信息場來治病。它的用途不只限於使用於量體溫、血壓、血糖等較初步的診斷，也能被應用於類似X光、CT、核磁共振、正子造影這些較高檔的檢查。而由生物信息所產生的訊號分析，也將是醫學上的一項重要工作。

生物信息醫學的定義，是經由量測人體所發出的信息，來診斷人類的疾病。

它的方法有兩種，一是由外部給予一種能量或電磁波，經過身體的反射、吸收、穿透或折射，來接收這些反應後的訊號，但這種方法有時會對身體產生副作用或傷害。

另一種方法是直接接收身體不同器官所發出的生物信息，這種方法就不會對人體有任何傷害，不過由於人體所發出的信息很微弱，精準的量測較不容易，外界的干擾也不易排除，所以它的發展較為緩慢。

目前醫學界正在普及使用的相關設備，都是由人體外部發射能量或電磁波，到達身體內部特定位置，再取得它的造影。我們做這些檢查的原理是什麼？目的是什麼？這些設備對人體會有什麼傷害或後遺症？相信許多人都很想瞭解，以下簡單為讀者作介紹。

X光

X光（X-ray）是一種非常普及的醫療檢查設備，無論您去看牙醫、例行體檢或頭痛、腳痛、肚子痛，都免不了要照一下X光。

X光又稱X射線，它是一種波長範圍在零點零一到十奈米之間，頻率範圍在三十乘以十的十五次方到十八次方赫茲的電磁輻射。X光是一種游離輻射，而且是對人體有危害的放射線。因為它可以穿透人體組織，所以可以用它的成像來判定人體內部出了什麼問題。它可讓人有一目了然與看穿玄機的功效，尤其是對骨折的診斷有很直接的幫助。

在此提醒讀者，若您不慎跌倒或其他任何原因，懷疑傷到骨頭的話，千萬要先到醫院照張X光片，瞭解狀況，再做合適的治療。可別先跑到「整骨師」之類的地方，讓人將您可能已受傷的骨骼做各種「祖傳式折騰」，而受到更嚴重的傷害。輕者讓骨折更加嚴重，重者讓已受損的骨骼裂片壓傷或割傷神經系統造成終生遺憾。

而我們做一次X光檢查，到底接受了多少輻射劑量呢？若您住在台灣，一年所接受的自然背景輻射劑量，大約是二個毫西弗（mSv），而照一張胸部X光的劑量則約為〇．〇六毫西弗；所以在台灣生活一年等於照了三十四張胸部X光片。您搭飛機往返美國一趟，所接受的輻射劑量也差不多是照一次X光的劑量。

依據國際放射防護委員會（International Commission on Radiological Protection）所公告的數字，當身體接受每一西弗的輻射劑量，就會增加百分之一點六五的致命癌症機會。按照這個比例，每照一次X光所造成的致命癌症機率風險是在萬分之一至百萬分之一之間，所以若一年照十幾二十張X光片，就不用太擔心。

電腦斷層掃描

電腦斷層掃描（Computed Tomography）簡稱CT，是人體內部影像的診斷方法之一。它是由一個單一軸面的X光，經由一格一格旋轉的方式來對人體作一層一層的照射與取像，所以稱之為「斷層掃描」。然後再用數位電腦處理，將所照得的多層Ｘ光影像，一層一層地重建成三度空間的立體影像。

儘管目前的科技已經能將Ｘ光輻射劑量儘量降低，但斷層掃描一次就得掃描數十張到上百張的Ｘ光照片，人體所接受的劑量一定會比單張Ｘ光片來得高了許多。但一組三度空間的影像，一定比一張單面的Ｘ光片來得清楚，因有些隱藏在組織間，較不易發現的病灶，就可以顯現出來。

核磁共振成像

核磁共振成像（Nuclear Magnetic Resonance Imaging，簡稱ＮＭＲＩ）因為核磁共振成像有一個「核」字，怕民眾聞核色變，所以醫界刻意將「核」字拿掉，稱為「磁共振成像（Magnetic Resonance Imaging）」，簡稱ＭＲＩ。

它是利用核磁共振（nuclear magnetic resonance，簡稱ＮＭＲ）的原理，來繪製出人體內部器官的結構。人體大部分是由水分所組成的，水又是氫與氧的結合，核磁共振就是利用人體中氫原子的核自旋原理發展出來的。也就是將人體放在一個很大的磁場環境裡，人體中氫核子自旋所產生的磁場，會受到外加磁場的影響，由較低能態的核自旋轉向高能態。當它再回到原來的平衡狀態時，就會釋放出能量；這過程就是前面介紹量子論所提到的能階躍遷是一樣的道理。

它所發射出能量的頻率，是在射頻的範圍，就是NMR訊號。再利用儀器將它偵測出來，就可以看到身體內部的各種結構，來做各種的研究。

這種方法也是非侵入的診察，所加諸於人體的電磁波能量又遠小於X光，所以是相對安全的診斷工具。不過它的使用價格相當昂貴，非必要時醫師不會輕易建議病人使用。

正子電腦斷層造影

正子電腦斷層造影（Positron Emission Tomography/Computed Tomography），簡稱PET／CT，是目前核醫學領域裡，最先進的臨

床檢查影像技術，也是目前在臨床上診斷和引導治療腫瘤最好的方法之一。但是它需要在病人的體內注入放射性同位素，當同位素原子核衰變時會釋放出正電子，或稱為「正子」。

正子與人體器官內的電子相遇，由於正負電相抵消就會互相湮滅，這時會產生出一種能量，也就是伽瑪射線。

此時再以外界的儀器來偵測伽瑪射線的分布，就可以產生人體器官內部的影像。造影可以精確的將腫瘤細胞活動狀況及位置顯現出來，即使是很早期的微小癌細胞，也可以診斷出來。

在臨床應用的經驗，ＰＥＴ一般會與ＣＴ同時交替運用。它對軟組織的成像有很好的效果，所以有些醫院以ＰＥＴ／ＣＴ來做診斷服務。

雖然ＰＥＴ掃描是非侵入性的，但因為要注射性同位素，所以也算是侵入性的，人體仍會暴露在放射線之下，所以放射劑量的控制非常重要。

做一次ＰＥＴ診斷，病人接受的輻射劑量大約在七個毫西弗左右，差不多是照兩次胸部Ｘ光的劑量。

生物信息的應用

以物理學的黑體輻射理論，天生萬物只要溫度在攝氏零下二百七十三度以上，都會發出輻射波，它是以電磁波的方式傳遞。人體當然也會發出電磁波，這種電磁波就是人體的能量，以東方哲學來說就是「氣」。

研究人體所發出電磁波的各種信息，並使用科學的儀器來量測這些信息，就可以做許多不同領域的應用，這也就是這本書所要討論的一個重點。有些信息可以用來研究和身心靈之間的關係，它也可以提供醫學診斷的依據，就被稱為生物能量醫學，有時被稱為生物信息醫學，也有人稱它為「氣的醫學」。

生命探測儀

由人體所發出來的「氣」，除了在醫學上，也可以做許多生活上其他的應用。近年來，世界各地災難不斷，無論是天災或人禍，急救行動就成了一項人命關天的事情。利用人體發出的電磁場信息，可以用來偵測災區受難者的位置。有時受難者僅離救難者數公尺之遙，但因為在混雜的環境中，加上人聲、噪音、煙霧、泥濘、毀壞的建築材料、氣味等種種因素，而錯失良機造成遺憾。若受難者尚有一息之「氣」，就可以偵測這種「氣」，來克服現場惡劣的環境將人救出，這類的設備就被稱為「生命探測儀」。

人體就是一種天然的紅外線輻射源，輻射線的波長範圍大約在三至五十微米（μm）之間，其中的八至十四微米，約佔整個人體輻射能量的一半，它的中心波長大約為九點四微米左右。所以科學家就用能夠探測到這個範圍的儀器，來設計生命探測儀。同時也配合其他輔助功能來加強它的效果，如用監視器來顯示出紅外熱像圖、或用聲波的訊號來聽受難者發出的聲音、或以救難犬來嗅出受難者的位置等等，以增加救難的機會。

世界各國已有相當多的學者，在這方面進行研究，每年也都舉辦相關的國際性會議[10]。由所發表的論文中可看出，這個領域目前已有相當具體的成果。所以由人類自己產生的電磁波來拯救自己，在哲理上好像是件很有邏輯也很有意義的事。

最近筆者利用國立中央大學的實驗環境，與幾位研究生一起做了一個人體氣場的偵測實驗；就是將電磁波接受器的接收共振頻率，調整到人體電磁波的頻

在國立中央大學實驗室帶領研究生王黎做人體氣場感測實驗。

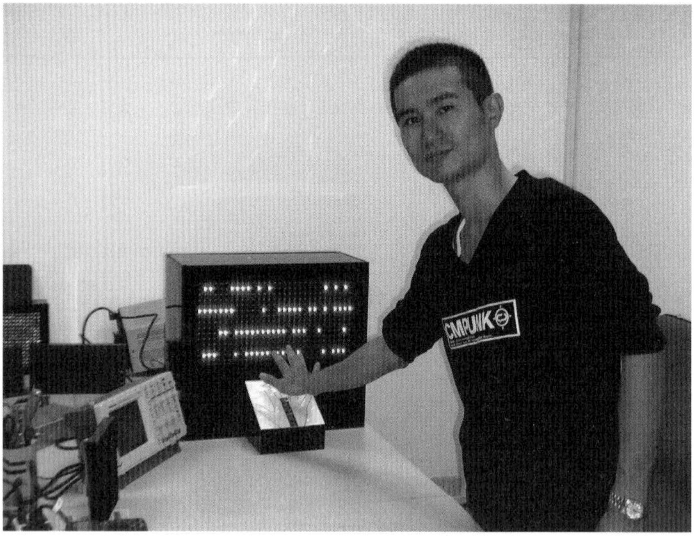

率範圍，只要人體一靠近，它就會感應到而作出反應。將它接在一組由四百五十顆ＬＥＤ燈所組成的陣列模組上，用它來測試人體的氣場；利用將氣場產生的信號，來驅動ＬＥＤ的開關，氣場愈強燈就亮得愈多。

這套設備曾被放置在梅門的道場，讓梅門的師兄姐們量測每個人的功力。一般人大約要靠近到三十公分左右，燈光才會逐漸亮起，而梅門的師兄姐們大約在一公尺左右燈就亮了。有一次在大學的實驗室裡，李鳳山師父站在實驗室門外，用眼神一瞪，四百五十顆燈泡全都亮起，還維持好一段時間才熄滅。

還有一次，筆者約了前警察大學柔道五段的陳宗廷教官來做測試，他練氣功已有數十年的歷史。當時我們總共有四人，當儀器一打開，燈就全亮了。我就請他離開實驗室一下，當他走到離實驗室約十公尺的位置，燈才熄滅；當時我們其他三人都還站在儀器旁。然後再請他走回實驗室，當他往回走到距離儀器約五公尺的地方時，燈又全亮了。

下一步的工作就是要將這些數據量化，依據不同的人，記載他練功的經歷、性別、年齡、體重等；測試他們的氣場強度，以及使ＬＥＤ發亮的程度。有了這些具體的數字，這項設備就可以提供眾多的練功者，測試每天功力增長的參考。

目前筆者也與國內的救難單位配合，希望能用同樣的理論，來自製生命探測儀的可行性。由國外進口的設備，動輒百萬元以上，非常昂貴，我們期望能在每部救護車內都能配置這種設備，能隨時隨地救護人命。

「氣」與生活的關係

在日常生活上，許多人會對算命很感興趣，在命理學上，「察言觀色」是最基本的功夫，與中醫的「望診」有異曲同工之妙。

氣色、眼色、唇色還有臉部表情都是人體生物信息的外在表現，算命師先掌握這幾樣重要信息，就抓住了客人大半的信任度，也算對了大半。再加上手相、面相、骨相這些統計學上的歸納，命中率就更高了。有時閱讀手相或面相的書，其中圖文的表現方式與中醫的穴位圖很相似。書中也會舉有許多實際的例子來證明，有那些名人符合了那種面相，所以就飛黃騰達。不過有許多只是用了一種很有技巧的「歸納法」，也就是將符合預設立場的例子歸納進來，不符合的就排除掉。

有時候也可以看到市面上有相當多的產品，標榜著可以發出電磁波，或者可以調整人體磁場的商品。這些商品琳瑯滿目，有項鍊、手鐲、腰帶等等，說明書上也說得神奇的不得了。可惜很少有具體且客觀的實驗數據來支持它的說法。若將這些產品當成一種安定心情的護身符，就無可厚非。

不過反過來說，身體的磁場是不是可以任意的被「調整」呢？又如何知道這些飾品真的能發出磁場呢？若使用一個磁場檢測儀器，真的能夠測出它們所發出的磁力線嗎？

生活中的磁場

在地球上能產生磁場的東西，包含磁石、磁鐵、電流以及隨時間變動的電場；磁石與磁鐵是一種可以產生磁場的物質，它們很容易獲得。它們能夠吸引具有鐵磁性的物質，如鐵、鎳、鈷之類的金屬。磁鐵又可分為「永久磁鐵」與「非永久磁鐵」。永久磁鐵若是天然就存在的，被稱做天然磁石，但也可以由人工來製造。非永久性磁鐵，就要在某些條件之下才會產生磁性。例如使用在工業上的電磁鐵，是利用電流來控制它的磁性，就像家庭音響的喇叭，或是最先進的磁浮列車，都是電磁鐵的應用。

市面上販售的手環，無論是昂貴的寶石、水晶或五彩繽紛的合成塑膠所製造，若其中沒有磁性物質或沒有通上電流，它是不可能產生磁場的。最簡單的測試方法就是，拿一支小鐵釘或迴紋針靠近它，若無法被吸住，就表示它沒有磁場的存在。若您真的想在身上配戴一個磁性物質，最簡單方法就是去找一片含有磁性的「方便貼」。就是有陣子便利商店所贈送的小磁鐵，約一個銅板大小，可以被吸在冰箱上或鐵櫃上。這個小禮物所發出的磁場，比一顆非常昂貴的水晶球還要強。水晶的主要成分是二氧化矽（SiO2），地球上存在的天然二氧化矽約佔地殼質量的百分之十二，統稱為矽石，若水晶球內沒有加入磁性的物質，它是不會產生磁場的。

話說回來，若您戴著一個含有很強磁場的物質，對您的身體會有好處嗎？為何大家一聽說樓上有人裝設了手機基地台，或是電力公司在您家附近蓋了一個變電站，大家就嚇得要命，要發起群體抗爭。所以護身符歸護身符，電磁場歸電磁場，實在不必混為一談。也許某些會產生電磁場的產品對人類會有幫助，如遠紅外線的醫療產品，但還是在專業人員的指導下使用比較安全。

有些商品的說明書上，會將一些科學名詞用上去，如會產生「光量子」的手環、會與您身體磁場共振的天珠、會產生「負離子」的按摩器，永遠不用加燃料的「永動機」等等。天下事，還是科學的歸科學，迷信的歸迷信比較好，若藉著科學來吸金斂財，對科學的基本知識有所瞭解就可以保護您不受傷害。

有些科技化的功能性產品，有的也許有它某種功效，如能將環境能量轉變成對人體有益的遠紅外線波長，像陶瓷遠紅外線椅墊、手環、護腰等等。對這些產品要留意的是，它能發出的波長是否在遠紅外線的範圍，也就是在四微米至十四微米間，它是否有權威機構的認證。若以量子來取名，則要問清楚量子是品牌名稱還是功能的名稱。就好像以可愛動物名稱來取名的美語班，這只是招牌而已，並不是指教室裡真有這些可愛的動物。

建議消費者在購買與能量相關的商品時，多留意上面的規格，如能產生負離子的機器，就注意它每單位時間可以產生多少負離子。如有些能量水，是指品牌名稱還是水中真有特別的能量？是什麼樣的能量？這能量能在水中維持多久？這能量對身體有什麼影響？是否有臨床數據等等。消費者值得花一些時間，去留意與公平交易有關的新聞或網業，有些產品曾被政府以廣告不實連續處罰，可是仍在市場上銷售。

分辨真假科學

因為常有這些事情發生，科學界人士就提出了一個「偽科學」

（Pseudoscience、Bad Science）的名詞，來提醒社會大眾，在此值得給讀者做一些介紹。「偽科學」又稱為假科學或壞科學。早在一百多年前法國哲學家馬讓迪（Magendie）就提出了這個觀點。它是指被人宣傳為科學產品，或用科學名詞來描述的產品或事物，表面上看起來好像很科學，但是實際上卻違反了基本的科學理論與精神。

若我們想知道什麼樣的事情是偽科學，可以用下面的基本道理來辨別它：

- 在沒有經過具權威實驗室的認證，對所製造的產品就進行大力的宣傳、募股與販賣。
- 販賣者所提出的論點，與科學的基本理論產生互相矛盾的情形。
- 產品的實驗結果不具備重現性，每次實驗的結果都不一樣，有時實驗做得下去，有時做到一半就無法做下去。
- 在多次實驗的結果中，只挑對產品有利的結果來發表，對他們不利的或與預期結果不一致的就隱藏起來。

以少數的個案來宣稱產品的全面性功效。

相信各位讀者只要把握上面幾項原則，就不會陷入被詐騙的圈套。下面介紹幾個具體的例子，給讀者參考。

「永動機的騙局」，永動機是號稱不需外界輸入任何能量的條件下，便能夠永遠不斷運轉的機器，而以永動機出名和獲利的騙子層出不窮。因為自從某些科學家提出，永動機違反了熱力學的基本原理的證明後，就沒有學者研究它了。但近年來仍有商人打著永動機的宣傳手段，到處詐騙，而受騙者仍不在少數。一九八四年有一位中國哈爾濱的商人，利用隱藏的電池來驅動馬達，而謊稱他是利用永動機來驅動洗衣機、電扇等家電，謊言被揭穿後，他還因而入獄。

台灣也有過類似的騙局，一位商人號稱發明超磁能機車，永遠不用加油、加水、充電，利用多層次傳銷手法來吸金，後來也被揭穿是一場騙局，受害者不計其數。

第四章

氣功的科學觀

氣功的派別

由平甩功的科學觀，以及人體能量與環境的關係，再進一步談氣功的科學觀；平甩功是氣功裡一種易學、易懂、易用的功法。數千年來，氣功的功法與派別有非常多種，很難精確的統計出來。許多功法因各種原因而失傳，流傳下來的也又有非常多的分支與門派，這些功法自成體系，流行於民間。

非正式的統計，氣功派別有數千種，在這數千種功法中，由氣功史的研究，大致被分類成以下六大派別[11]：

儒家氣功：以攝生養氣、修心養性為主。

醫家氣功：以治未病、保健治身為主。

道家氣功：重在修煉功夫、修心煉性、清靜無為為主。

釋家氣功：以悟性、煉心、超脫、空無和明心見性為主。

武術氣功：以禦敵防身、鍛鍊武藝和武功表演為主。

一般民間氣功：以簡單易學、功法單純，各有所重為主，平甩功就是典範。

上面的分法，是較被氣功界所接受的。但有時氣功又常會和宗教有密不可分的關係，如少林寺是中國漢傳佛教禪宗祖庭，它的功法就叫「少林功夫」。

氣功還有一種分法，是從功法的理論體系出發，可分為靜功和動功。靜功可分為吐納、禪定、存想、周天等派。動功則以導引派為主。

氣功也曾經歷過一段坎坷的命運，自從西洋人的堅船利砲打進中國，義和團雖人人武術高強，十八般武藝樣樣都行，但卻擋不住一顆子彈，幾千年的驕傲瞬間受到很大的打擊。

鴉片戰爭後，中國人痛定思痛，不管是哪一派的氣功或武功，逐漸由禦敵保家衛民，轉變為強身保健為訴求，進而開發成具規模的表演事業。中國人最先打入好來塢成為國際巨星的，大半都是武功高手，例如李小龍、成龍以至李連杰，讓東方文化以最快速、最直接的方式，打入了西方社會。無論是紐約、洛杉磯或舊金山，只要有華人聚集的城市，就可以見到許多武術館，而學生大半是美國人，無論男女老少都有。有時在較鄉下地方的小孩子們，常會有一種直覺，認為只要是東方人，似乎人人都是武林高手。

我在美國求學時，愛荷華鄉間的一所小學，邀請愛荷華州立大學的外籍學生參加他們的「通識課程」教育；我受邀參加。邀請函中，請受邀的學生們穿著自己國家傳統的服裝，帶一件代表國家特色的禮物，表演一個代表自己文化的節目。

我當時就張羅了一件看起來好像算命師穿的唐裝，準備了一個有八卦圖樣的羅盤，至於要表演什麼節目，可難倒我了。

幸而以前在當兵時，「莒拳道」是當時每個軍人必練的課程，除了每個連隊要比賽；團隊賽之後，還有全軍賽。認真到白天練、晚上練、做夢也在練。

此時正好養兵千日用在一時，當場打了一趟完美的「莒拳道」，使得老美與小美鼓掌叫好。當他們問起是否台灣的學生人人都會打拳，我說我們的國家是徵兵制，青年人到了兵役年齡都要當兵，而打拳是軍中必要的訓練課程，他們聽了都好羨慕。

莒拳道是跆拳道的一種，「莒」字是為了響應「勿忘在莒」的政治號召。當時的教官在課堂上告訴我們，南韓的軍人都要練跆拳道。有一次有幾位南韓的士兵在巡邏時遇到了一小隊北韓的士兵，他們是以跆拳道消滅了北韓士兵的。消息傳到台灣，上級就要求國軍全軍練習拳術，就以跆拳道為基礎，編了一套易學實用的「莒拳道」讓全軍練習。

這本書的主旨並不是介紹氣功的功法，而是期望以科學的基礎理論，來探討氣功的道理。所謂知難行易，若一般大眾真要將氣功的道理弄懂了再去練功，那練氣功的人可能就會少許多，這將是很可惜的事。如平甩功就強調好學易懂，幾乎沒有門檻，所以受到許多人的愛好，也幫助許多人得到了健康。「不管黑貓白貓，會捉老鼠的就是好貓」，只要先將身體練好了，行有餘力再進一步深入它的深奧功法，是比較好的方法。

在此就以氣功的內氣與外氣，來分析人體的能量在人體內與人體外的運行與傳遞。

氣功的內氣與人體電磁場

氣功裡對「內氣」的說法是，內氣是存在於我們身體中的元氣。它不單指我們呼吸時吸入的空氣，練氣也不僅僅是增加我們的肺活量。這個氣除了包含由肺部所吸入的空氣，還包含了將空氣中的氧氣提供給血液，經血液提供人體所需的養分，也將人體所產生的廢物排出。所以氣是維繫人體生存重要的元素，人們也經常使用「元氣」、「精氣」、「神氣」這些名詞來形容它。像日本人見面打招呼時，常用的口語就是：「您的元氣好嗎」、「請元氣（振作）起來」等等。人可以幾天不進食，但不能幾分鐘不呼吸，不呼吸身體就沒有氣，若腦部經過幾分鐘沒有氣就會缺氧，變成植物人，甚至死亡。

以氣功界的說法，練「氣」可以鍛鍊出人體強而有力的「氣場」，所謂「練精化氣、練氣化神、練神還虛」就是氣功幾個修行的階段。無論是氣功界或中醫界，「氣場」指的就是一種「場」的綜合體，也許使用了不同的名詞，但它的精神就是精、氣、神的意思。

先介紹物理學中「場」的定義，再將它對應到氣功裡「氣場」的解釋。「場」這個字非常有哲理，也有非常深奧的意義，最簡單易懂的解釋就是：「有某些物件，在某個空間內活動，它包含了時間的變化，也包含了能量的變化。」如我們到賣場購物、到商場經商、球場打球、戰場打戰等等，這些不同的「場」，有不同的人物或事物，在不同的時間，發生不同的事件，得到不同的結果。

在物理學中有一個稱為「場論」的名詞，它分為「古典場論」與「量子場論」；古典場論指的是古典（或稱經典）物理學中場的理論，量子場論指的是量子力學場的理論。

古典場論是說在物理場中，物質與物質間都存在著相互的作用力，如牛頓的萬有引力定律、電荷間的吸引力或排斥力等。它們都可以用非常精確的公式，來計算這些作用力間的關係。

以萬有引力來說，兩個物體間引力的大小，與物體的質量成正比，與物體間距離的平方成反比，中間還要乘上一個重力加速度的參數。如地球與月球間的引力，就可以用這個公式算出來。雖然地球與月球的質量都很大，不過因為兩者間的距離隔了非常遠，所以它們的引力就沒有像人與地球之間的引力那麼大。人類為了「離開地球」不知花費了多少精力與多少資源，就是在與這一條簡單的公式奮鬥。

電場也是古典物理中的一種場，它是描述一群帶電粒子間的吸引力，吸引力的大小與粒子所帶的電荷量成正比，與粒子間距離的平方成反比，其間同樣的要乘上一個庫倫常數，再加上一個同性相斥異性相吸的正負號，這就叫做「庫倫定律」。除了一些參數與正負特性外，它的性質與重力場的公式非常的接近。事實上物理學中有許多公式是大同小異的。

大自然中的靜電場也是無所不在的，若將塑膠板用手帕用力擦拭幾下，就可以將小紙片吸起來，這就是靜電場的作用。若您生活在較乾燥的地方，或是在冬季較乾燥的時候，您就會發現經常在與人握手、或開車門時會「被電到」，這個現象就是您身體上帶負電荷的靜電，遇到環境的正電荷，兩者瞬時中和的現象。此時您就是處在帶電荷的電場中，而如何駕馭這些電荷的學問，也是氣功的一部分。後面解釋氣功外氣的原理時，會進一步分析外氣與電場的關係。

人體的電場、磁場與氣場

再談磁場，這個「場」相信是許多在氣功領域、中醫領域，甚至是命理師、地理師的朋友們都會感興趣的，也是他們最容易被科學界挑戰的問題。從事這個領域的朋友，常會發生「知其然而不知所以然」的狀況，若能多瞭解一些科學上的基礎，在專業領域裡，會有一些幫助，也能支持在專業領域的權威性。

假使在身體上的電荷是靜止的，就稱為「靜電場」。如果電荷在人體上隨著時間有運動的現象，叫做「含時電場」，它就會產生磁場。所以身體的靜電荷會產生電場，變化的電場會產生磁場，磁場又會引起電場，這是一種交互的現象。由磁場產生的電場，叫做渦旋電場、或感應電場。這種現象就可以產生人體內、人體外、人與人之間、以至於人與大自然間的各種信息溝通、和諧共振、天人合一等等的現象。

在古典物理的電磁學裡，磁石、磁鐵、電流、含時電場，都會產生磁場。處於磁場中的磁性物質或電流，會因為磁場的作用而接受到磁力。磁場與方向有關，所以被稱為「向量場」；向量場的意思是說，在一個空間裡的任何一個位置，某個物質接受到具有方向性及大小力的影響。

帶磁性的物質間，由各自所產生的磁場，會互相施加作用力和力矩於對方。當我們將可以被磁化的物質，放置在磁場通過的範圍裡邊時，這個可被磁化的物質就會被磁化。在它的內部會出現很多微小的磁偶極子，這些磁偶極子就會產生磁性，再去吸引其他含有可被磁化的物質。若能知道這些磁性物質的磁化強度，就可以計算出磁性物質本身產生的磁場。

地球上所存在的天然磁性礦物包含了鐵、鎳、鈷等金屬，目前以人工合成具最大磁性的磁鐵是釹鐵硼磁鐵，是由釹、鐵、硼幾種元素製造成的，例如硬碟、手機、耳機等等生活中隨處可見的物品。

電場與磁場之間也有密切的關係；隨著時間變化的磁場（含時磁場）會產生電場，隨著時間變化的電場（含時電場）也會生成磁場。所以電場與磁場可說孿生兄弟，兩者相輔相成息息相關。所以談到人體所產生的電場或磁場，兩者是同時產生互相影響的。像庫侖定律就是電學

庫倫定律

為了紀念法國物理學家夏爾·奧古斯丁·德·庫侖（Charles Augustin de Coulomb）在一八七五年所提出的理論，此時大約在牛頓提出萬有引力後的一百年左右。

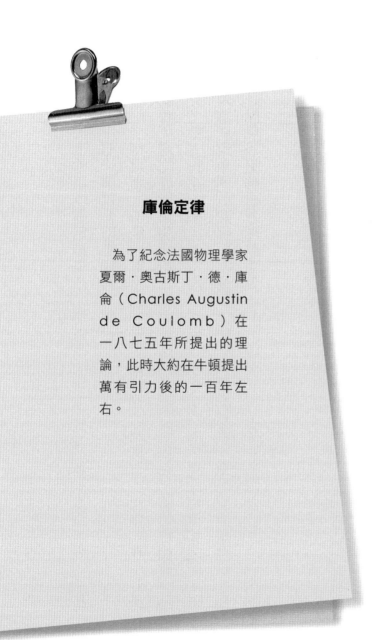

發展史上的第一個定量規律，使電學的研究從定性進入定量階段，是電學史中的一塊重要的里程碑。

早年電場、磁場、電生磁、磁生電等等的關係有些複雜，在十九世紀時英國物理學家詹姆斯・馬克士威（James Maxwell）就將它們建立馬克士威方程組，來描述電場、磁場、產生這些向量場的電流和電荷，以及這些現象間的關係。若要深入研究人體的磁場、電場與能量關係，最好能夠多瞭解這套理論才是。

地球磁場

除了人體、電子設備、電動機器以外，我們所居住的地球也是一個大磁場，地球的磁場由南極到北極，形成了封閉的磁力線。它導引了汪洋中的船隻，在沒有星星的夜晚，讓船隻能夠知道自己的位置與方向。它使天空中的飛機有了導航能力，知道要飛到哪裡去。而飛翔中的鳥兒，身上也有類似指南針的生理結構，依賴地磁場，鳥兒就不會迷失方向。地磁也阻擋了宇宙射線與太陽光裡有害的粒子。地球上萬物的生命，都與這個大磁鐵所產生的磁場息息相關。

地磁場又是如何產生的呢？依據地磁產生的學說，在地球炙熱的外核（outer core）裡，包含了液態的鐵、鎳以及它們的氧化物，這些液體不停的流動。在地心熔岩的金屬層中，就會被原有的地球磁場感應出電流，所感應的電流又產生磁場。就像前面所介紹「磁生電、電生磁」一樣，整個地球就被包圍在一個大的磁場中。

由於地殼內部帶電性岩漿流動與擾動的關係，每隔數十萬年這些岩漿流動的方向會改變一次。因此因電場而產生的磁場，就會跟著翻轉一次。這項推論是科學家在研究某些不同年代的礦物時，發現它們內部所含磁性物質的排列，每隔數十萬年方向會翻轉一次。在地球四十五億年的歷史中，由這些礦物對磁場變化的推論，地磁已經南北倒轉了好幾百次。上一次的地磁反轉大約在七十八萬年前，下一次地磁反轉是何時，則是目前科學家正密切注意中的事。

由最近的一些研究報導，發現地磁好像有要開始反轉的跡象，一個反轉的程序大約為時七千年到一萬年。在這反轉的過程中，萬物與人類又要經歷一個痛苦的適應歷程，包含氣候改變、輻射線增強、海上與空中交通大亂、候鳥與海洋生物迷路等等。另外因人體與地球磁場早已處在和諧共振的情境，而在地球磁場的反轉過程中以及反轉後，就會產生許多未知的影響因素。諸如身體健康變化、情緒不穩、荷爾蒙分泌失調、記憶衰退等等，凡是與人體電磁場變化相關的問題，都是值得探討的地方。

量子場

量子場論是以量子力學為基礎的理論，來描述粒子系統的場論。它對於粒子由產生到湮滅的過程，做了很清楚的描述。

自然界的基本交互作用有四種，包含強交互作用、電磁交互作用、弱交互作用，以及重力作用。

其中的重力作用，就是指牛頓的萬有引力，前面已經介紹過。其他的三種都可以用量子場論來描述它們。

強交互作用是作用於強子之間的力，它是宇宙間基本作用力裡最強的力量。強子指的是次原子（或稱亞原子）的粒子，就是比原子還要小的粒子。如電子、質子、中子、光子、介子、夸克與膠子等等。由於強交互作用，維持了原子核的穩定。

電磁交互作用就是電子與原子核之間，經由電磁作用而緊密的結合在一起。光就是一種電磁波，而量子化的電磁作用也就是光電作用。我們所有談的電磁波、電磁能量等等，都是由這種交互作用所產生的。

弱交互作用的強度，比電磁及強核力要弱上好幾個數量級，所以叫做「弱」交互作用，次原子粒子的放射性衰變就是由它引起的。

如反微中子與微中子與物質之間的交互作用力極微弱，就是弱交互作用力。

愛因斯坦曾經嘗試用公式將上面所描述的這些場論統一起來，稱為「統一場論」，也稱為「萬有理論」。他想用一個公式將自然界所有的力量，整合為一個學說，不過在他的有生之年，並沒有達成這個願望。

弦理論與超弦理論

這個願望持續被後進的科學家們，繼續努力的追求著。其中較有名的一位科學家，名叫約翰．哈格林博士（Dr. John Hagelin），他是畢業於美國哈佛大學的量子物理學家，目前擔任美國科學、技術和公共政策學院的院長；也是全球科學家和平聯盟的負責人。這個組織是由世界各地致力於終結核武擴張的頂尖科學家所組成的。他正在研究人類意識的本質，也就是將科學與人的靈性結合起來。他認為若能發展出以超弦理論（Superstring）為基礎的大統一場理論，就會達成愛因斯坦的願景。

超弦理論是弦理論（String Theory）的一種，也是屬於理論物理學中很新的理論。弦理論的意思，是以一段段的「能量弦線」來作為物質的最基本單位。無論上至星際的銀河系，小至原子裡的電子、質子或夸克等基本粒子，都由這一維的「能量線」所組成。「弦理論」有時也被稱為「絃理論」。

早期的粒子學說，認為所有物質是由零度空間或稱零維的點粒子所組成；這個學說解釋也預測了許多物理現象和問題，但也遇到了一些無法解釋的麻煩。弦理論學說除了能描述弦狀的物體，也能描述點狀、薄膜狀或更高維度的空間問題，甚至到了平行宇宙的程度。不過到目前為止，還沒有一種實驗能夠驗證它。

超弦理論則是超對稱（Super Symmetry）的弦理論，它將物質的基本空間看成是十度空間中的弦。十度空間指的是九度空間加一度共同的時間。

九度空間的第一個三度，就是我們目前所處的世界，也稱為第一重宇宙；它具有X、Y、Z三個座標軸。

第二個三度指的是第二重宇宙，它是一種宗教界所稱的人類往生後，靈魂回歸永生的地方。無論是何種宗教，都在詮釋人們往生後所會去的地方，如基督教的天堂、佛教的西方極樂世界、回教的阿拉的身邊等等。

第三個三度指的是第三重宇宙，是一個我們看不到但存在的玄妙世界，如晉朝時陶淵明所著的「桃花源記」；又如西元十三至十六世紀期間，祕魯的那斯卡平原，留下許多歷史的蹟證，科學家推測可能是外星人降落的目標。

中國道門所流傳的「道藏」，也記載了一些隱身術、縮地術等，指出得道者可以自由進出第一重宇宙與第三重宇宙之間。

所以十度空間就是指這三重宇宙的九度空間，再加上共有的時間。與其說這個超弦理論是物理學，不如說它是哲學更來的恰當。最近有許多物理學家紛紛發表有關物理學與哲學間互動關係的書，尤其更強調物理與東方哲學的關係。

國王的新衣——量子的新裝

當世界上的物理學家正辛苦的埋首於實驗室，為二十一世紀量子物理的理論與實踐辛苦的探索之際，市面上卻出現了千百種打著「人體能量」與「身心靈療癒」有關的量子產品與誇大不實的廣告宣傳。

當本書的初版上市後，有諸多在身心靈或氣功領域修習的前輩，經常與作者交流溝通，也常提供一些不同式樣的產品給作者評估試用。作者藉此改版的機會，對此類產品做一些心得分享，也列舉一些近幾年來在市場上打著量子廣告，而實質上與量子幾乎完全扯不上邊的商品，甚或被主管機關處罰的商品給讀者參考，這些商品無論是在海峽兩岸或世界其他地區都有發生。

首先談量子芯片，所謂量子芯片的定義，是指將量子線路集成在一個芯片的基片上，來承載量子信息處理的功能。量子計算機的主要技術在超導系統、半導體量子點系統、微米至奈納級的光子學系統，也包含原子和離子系統，這些系統都走進芯片化的道路。目前超導量子芯片系統在技術上已走在物理系統的最前端，這些技術可望要比傳統半導體工業的現有成果，要更為節省開發的成本。

而至目前為止，大陸方面已有超過一萬家的企業轉投入芯片的行業，甚至有食品公司都投入研發芯片，而這些公司也多以「量子科技」搭上量子概念股，使股票交易高漲。可是有些公司卻未見有哪些真正的量子技術項目在其中而產生各種爭端。這些爭端後來到底如何解決，卻不得而知，但它卻給這些十年寒窗辛苦研發出的量子科技帶來相當大的傷害。

最近經常出現在媒體的有關量子波動速讀的新聞，也引起作者的關注，故事的內容是說，大陸有一所教育機構讓訓練孩子進行「量子波動速讀」，一群孩子坐在一個房間裡，埋頭迅速的翻閱書本，宣稱只需翻過一～五分鐘的書本，就能看完十萬字的書，而且還能牢牢記住書本的內容。這個機構宣稱，只要學會「量子波動速讀」，學生不但可以速讀，還能閉著眼睛和書本發生感應，就算是遮住眼睛也可以與作者互相傳達心得和書本的內容。

這個機構宣稱量子波動速讀的原理是，量子在糾纏的過程中會產生波粒二象性，而看似靜止的文字，也是以量子波的形式在運動和傳播。而被訓練後，學生的右腦可以接收書本裡的文字波動，然後會自動將這些波動轉變成圖片或聲音的等信息，進入大腦中。可想而知這些機構已被主管機構明令禁止繼續營業。

還有一個產品是量子掛墜，業者號稱這個技術可以防癌，作者也接受過一位經銷商的樣本。而經作者將樣本拆開仔細研究，除了一些印刷圖形與一顆微小的電子震盪器外，就只有外包裝與掛鍊，實在看不出與任何量子機制在內，相信它的效果就如命理師所用的水晶球般，心理安定作用大於實質的量子治癒作用。

另外如量子面膜產品，號稱採用量子糾纏理論、將中藥、小分子肽、量子原液和細胞修復液的有機結合，形成一種不可分割的綜合效應。這些理論更無法說服作者，相信發明或推銷這個產品的業者，可能完全不懂量子糾纏理論，若不是物理相關科系畢業，到底有多少人能弄懂這些深奧的量子基礎理論呢？

還有諸如量子手環，號稱可發出量子高磁能量波，使人體磁場瞬間順向地球磁場。又有量子水、量子煙盒、量子眼鏡、量子車膜、量子防輻射手機貼、量子超瓷能量碗、量子咖啡杯、可治百病的量子襪、量子背心、量子醫療儀器等等，真是罄竹難書。所以在此向讀者提醒，只要打上量子名號的生活產品，都要有警覺心，幾乎都是騙局。

而往往這些騙局卻影響到真正埋頭於量子研發人員的聲譽，作者相信只要有足夠的資源與時間，這些真正的量子民生產品，終究有一天會被研發出來。

氣功的氣場

瞭解了物理的、哲學的與宗教的「場」後，再談氣功的「氣場」，相信讀者就會有更完整的概念，也就不會覺得那麼玄了。

人的身體就是一個完整的「氣場」，以中醫的說法，若身體狀況很好，體內的氣血就會平衡，若氣足血就足，若氣虛血就虛。同樣的，「虛不受補」是說人在虛弱的時候，身體的氣就無法帶動足夠的血液運作，也不易吸收食物中的營養。所以西醫就以打點滴的方法來補充血液中養分，就是這個道理。

假使我們能將這些「足」或「虛」用合適的單位來量化，並且與現代的科技結合，相信這些現象就會被更多的人所接受，也是一件很好的事。

要如何練「氣」才能對身體有效？在氣功的功法中，有單純的靜坐與入定，有的靠呼吸調理，有的以各種功法讓五臟六腑達到運動與按摩的功效，讓循環系統達到充分的通暢。有些功法對微血管的循環特別有幫助，像平甩功就是很好的例子。

有時看一個人氣色紅潤，中氣十足，應就是臉部微血管的循環良好。而有的人印堂發黑，眼色遲滯，則應是身體不健康，臉部循環不好，使得臉色發青。

王唯工教授在他所著作的《氣的樂章》[11]這本書裡，對人體內部各器官間「氣」的循環與共振，敘述的非常詳細，也有他獨特的見解。尤其是以物理學上共振的理論，來解釋人體循環系統與器官間的頻率關係，是一本難得的科技與中醫結合的創作。

氣功的內氣

氣功的內氣，指的是一個人對自身健康養生的活動，藉著氣功的各種功法來消除壓力，使身心達到平衡與健康的目的。而這種內氣與周圍環境及其他人較沒有關連。

中醫所談「氣的通路」，指的是人體的經絡系統；「血的通路」，則是血管系統。「水的通路」是組織液與淋巴液系統，又叫作「津液」。所以中醫說：「氣為血之帥，氣運水行，血不利則為水。」以現代的語言來說，「氣」指的就是人體的呼吸、血液、熱量、能量、動能等等的運行，這些能量的來源，無論是經由神經系統的傳導或是由內分泌系統的作用、或由細胞的新陳代謝，都會產生的。

氣功的內氣，就是鍛鍊身體內在的氣，氣功高手可以練到由意志力或意念來控制這股氣的運行；讓氣在身體的整個「場」內運動，哪邊缺氣就可以讓氣運行到那裡。

若身體的某個部位循環不好，這個部位就會產生痠、痛、麻、癢、脹幾個現象。若在剛產生痠或痛的第一時間，就設法讓氣血到達發生問題的位置，不讓問題往下發展，這就是氣功很好的功效。

讓氣血運動，除了用氣功內氣的功力，還有一些其他先人留傳下來的方法。例如推拿，就是使用外力讓氣血流到希望到達的位置、針灸則是利用針刺的刺激與艾草的熱量，來讓穴位的氣血更活絡。

平甩功則是利用前面所介紹的重力場與離心力的理論，經由雙手的平甩，使體內的氣血產生加速度運動，讓氣血更容易流到身體尾端的手足部位。有些人由於先天體質關係，到了冬天就手腳冰冷，甚至手指或腳趾有長凍瘡的情形，若能勤練平甩功，讓氣血充分供應手足尖端的部位，這情形就會改善。就像農田灌溉的道理，若由水庫提供的水，經過漫長的灌溉渠道，到了水尾地區，水就不夠了，必須要加裝馬達才能將水引入水尾地區。

又因為血液內部含有大量的鐵質，血液流動時就會產生電磁場，這也就是人體產電磁場重要的原因。人體有了電磁場，除了提供人體神經運作的基本要素，也提供人體肌肉、內分泌、非隨意肌等等一切的能量與運作的信息。若人的血液一停止，除了身體各個器官缺血缺養分外，身體的電磁場也隨之消失，控制全身的信息場也隨之熄滅。

最近有研究發現，如果人的血液太過黏稠，就會使血壓升高而傷害血管，會增加心臟病發作的風險。依據美國物理學家組織網的報導，利用外加磁場可以降低人類血液的黏度。目前降血壓的方法大都使用降血壓藥物，但這些藥多少會有副作用。

經過科學家的測試，外加磁場可以將紅血球細胞極化，使它們互相吸引而連結在一起，體積就會增大，與血管壁摩擦的機會自然就會減少。這樣做可以將血液的黏度降低到原來的百分之二十到百分之三十左右。當磁場關閉時，血液的分子又會慢慢恢復為原來的狀態。這個發現又使電磁場與人體的關係更為密切。

氣功的外氣

在談氣功的外氣之前，先舉一個交響樂團的例子，為什麼交響樂團在演奏前，都會先由第一小提琴手帶著團員做調音的動作？其原理就是要所有的樂器都能在同一個基調上，這樣才能發出和諧的聲音。

這些例子，就是強調共鳴與共振的重要，交響樂團樂器間的共振，加上良好的音樂廳設計，才會產生共鳴，有了共鳴，就會產生悅耳之聲或天籟之聲。

氣功的外氣治療，就是氣功師父經過運氣之後，將他身上所產生的內氣對著病人施放出來。病人接受到師父所施放的外氣，可以達到一些治療的預期效果。這種外氣在中國傳統醫學上，稱為「氣功外氣療法」[12]。它還有許多不同的名詞，如發氣療法、運氣療法、發射形氣功、導氣發功術、超距氣功、布氣療法等等，古代則多稱為「布氣」。它就是指練功者，用發放的外氣來治療他人疾病的醫療方法。

氣功師父發氣的過程，包含練氣、導氣（或稱為運氣）然後發功。練氣是先讓自己的內氣充足，氣脈運行遍布全身，再採用某種發功的手法，將剛練出來的「真氣」發放到病人身上。病人身上某些需要灌氣的經絡與穴位，接受到這股「真氣」後，會發生共振現象而產生刺激的作用。此時就可達到疏通經絡，平衡陰陽，調和氣血，調整臟腑，補虛瀉實的效用，最後達到治療疾病的目的。

若以直覺來看，由師父所發出的「氣」，應該像是一陣風，或是聲波或是震波，直逼病人身上。事實上所發出的氣，並不是聲波，不需要空氣的傳播，它是接近遠紅外線的電磁波。由人體所發出的能量，若用數學的方法，是可以計算出來的。本書前面說過，若將其累積起來（用積分的方法），依人的個子大小，大約可達到一百瓦的能量。如何將這種能量，也就是「氣」，作巧妙的運用，就是各派氣功大師的本事。

有關氣功外氣治病的書籍，對教導如何布氣、如何發功、外氣與陰陽五行、正邪二氣、五臟六腑等等的關係，都說明相當的詳細，在此就不多闡述。以下只對發功的手法做科學的觀察與分析。

發功是經過練氣、導氣之後，將師父身上的內氣運至指頭、手掌，或其他的部位，再運用發功的手法，將氣發放到病人身上。發功的手勢大致可分為：五雷指式、金剛指式、一指禪式、平掌式、劍指式（劍訣式）、中指獨立式、探爪式、龍含式（龍銜式）、雀嘴式等等。由這些名詞來看，顧名思義，這些發功法就是將手指或手掌，做出各種相對於這些名詞的姿勢；如比畫如一把劍、或像一隻鷹爪、或像一個雀嘴等等。這些姿勢都有一個共同點，就是將一隻手指或多隻手指指向患者身上特定的部位。

氣功外氣療法

在氣功外氣療法的書中附了一些外氣效應研究論文選，用實驗證明了氣功外氣對人體骨骼肌、蟾蜍心臟及家兔奧狄氏括約肌等，均有明顯的調整作用。也證實了向刺入穴位的針體發氣，可以通過針體傳導而調整相應臟器的功能。他們在論文中提出具體的實驗數據，證明了氣功的外氣是客觀存在的，為臨床醫療提供了可靠的實驗根據和理論基礎。

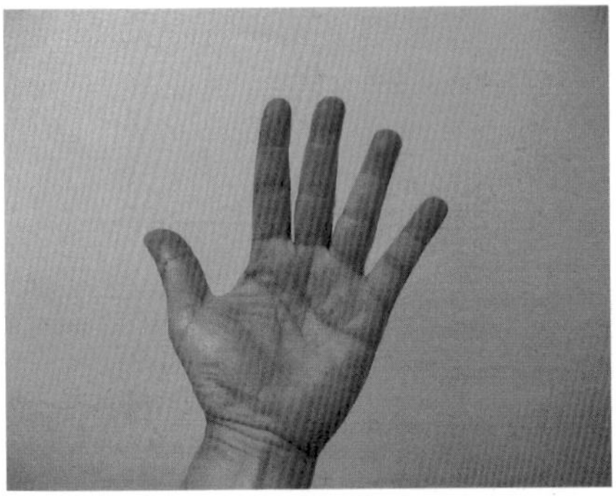

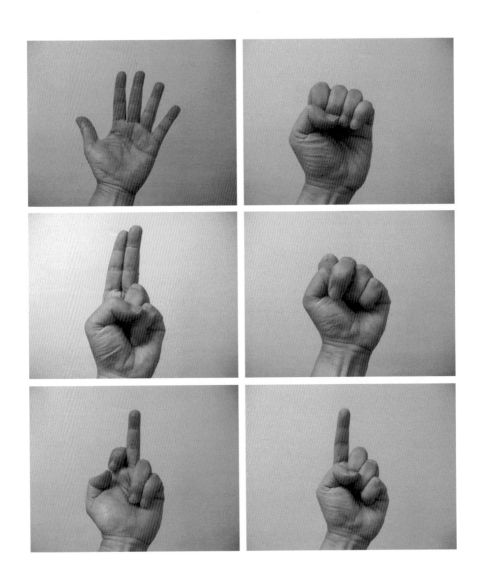

發功手勢圖

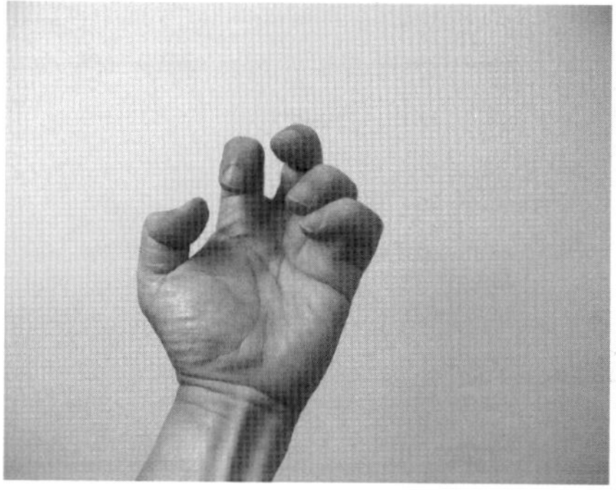

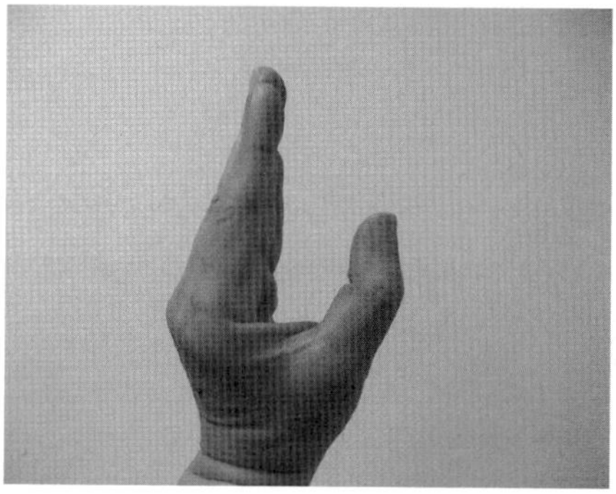

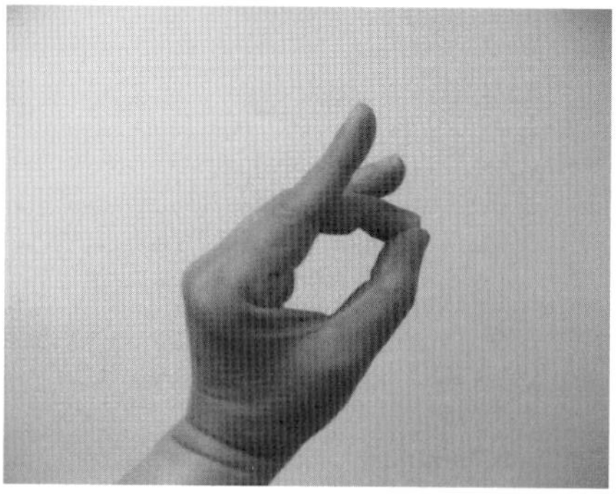

發功與天線

天線是電磁學中很普及的應用，它是用來發射或接收無線電波的裝置。比方用於廣播電台或電視台節目的發射天線，手機也有隱藏的天線，還有人見人怕的基地台天線。天線的原理，就是將導電體組合在一起，然後在它上面加上交變電壓與交變電流，讓它產生輻射的電磁場，這電磁場就被發射出去。同時天線若位在其他天線所發射出來的訊號範圍內，就可以接收訊號。

天線又可分為「全向天線」與「定向天線」。全向天線所發出的電磁波，可發射到四面八方。定向天線又稱「指向天線」，它只針對某個方向發射出電磁波。一般的發射天線都有它特定的額定功率，而接收天線則要能夠分辨出，收到的是正確的信號還是雜訊，所以要能夠將雜訊過濾掉。

用天線的原理來觀察氣功大師的發功手式，會發現它與定向天線有異曲同工之妙。以較具代表性的「一指禪式」手式為例，在發功時將食指伸直，中指、無名指、小指自然屈曲，拇指輕壓在中指上。所運出來的氣集中在中指與無名指之間，以外撐的力量來調節食指的外氣發放。這一種手式是指向患者的穴位，或身上的病痛點來發氣。師父同時用線形、點形、螺旋、冷熱以及五行的方法來導氣，再以推、拉、顫、引這些手法，來輕觸或隔空對著病人被治療的部位來發氣。

當氣功大師的食指伸直時，就像是無線電發射台的天線伸出去，中指、無名指、小指自然屈曲時，有如後面架設了反射電磁波的反射體，就如小耳朵的碟盤一樣。當發功時，氣就順著食指的方向發射出去，也就是向患者穴位的方向發射出電磁波，這種電磁波的頻率大約在遠紅外線的範圍，它的波長大約在八微米到十四微米之間，頻率大約在十的十二次方赫茲。

同樣的，當患者身上特定的穴位接受到這種頻率的電磁波，也就是「氣」時，他身體的這個穴位就會產生共振。就像調頻收音機接收到某種頻率的電波時，它就會產生共振而原音重現。

當身體的穴位產生共振，就可將部分血脈打通，達到治病的效果。所以，氣功大師本身的身體要非常健康，否則將不健康、不和諧的電磁波傳給病人，那不是雪上加霜了嗎？

至於其他的手勢或功法或派別，它們的原理也大同小異，都是設法將氣功大師身上的「氣」發射給患者。也許不同的功法所發出來的氣，有強有弱，頻率有高有低，發功距離有遠有近，當然最重要的關鍵是能否治好患者的病。

太極拳的科學分析

若以健康的角度來分析廣為流傳的太極拳，練習太極拳可以促進身體的平衡能力，也能減少老年人跌倒的機會。它可以讓血壓及血脂肪保持正常，對於心血管、內分泌以及免疫系統的功能，有很好的幫助。身體健康了，對心靈方面自然有所助益，對焦慮、緊張、憂鬱等心理健康也有正面的效益。

太極拳是中國的國粹之一，「太極」一詞源出於《周易・繫辭》中，「易有太極，是生兩儀。」太極拳的特點就是將陰陽五行與中醫理論，融會貫通於武術技擊之中。太極拳與氣功相類似的地方是，從七百年前趙宋的張三手首創開始，歷經許多世代而衍伸出不同的派別。到了近代再分為比武用的太極拳、體操運動用的太極操和太極推手等等。

無論太極拳是何門何派，它的宗旨就是將哲學、武學、醫學、宗教等等融合於一身。更進一步來說，就是融合了身心靈的提升於一種活動之中。由文獻中[13]可證明，若打完一趟六十四式的太極拳之後，身體會產生放鬆與舒服的感覺。這可以從被測者心跳速率約減低百分之五，血壓約下降百分之八得到證實。

一般的經驗是，人在運動後，應該會心跳加速、血壓上升，而打太極拳卻是得到相反、但正面的效果。因為在打拳時，當事者動作慢且勻，呼吸調整至深、長、慢、勻，所以呼吸量增大，血液循環加速，使全身獲得充足的氧氣。

太極拳的動作有如螺旋運動，並非直來直往使用蠻力。從力學的原理來看，螺旋運動最適合人體各部位的構造，尤其是關節部分，不致於發生如網球肘或膝關節類的運動傷害。還有報導說，打太極拳對糖尿病有減輕的作用，也能提高免疫系統方面的功能。由這些事實，可以清楚的瞭解太極拳對「身」方面機能的幫助，是正面且確定的。

再談打太極拳對「心」的益處；打拳時大腦能獲得充分的休息，不至於胡思亂想，不會心猿意馬，有如禪定的狀態。對一些惱人的焦慮、抑鬱、情緒不安等等的毛病，都會隨拳而去。因太極拳講究的是虛、靜、沉、柔四個字，「虛」可以去除驕傲的習慣，使內心平安詳和，虛懷若谷。「靜」可以使人靜而能後安，頭腦才能清醒，打完拳後去上班，才能應付辦公室裡煩雜的事物。「沉」可以不輕易動怒，才能沉得住氣，不易與人衝突，遇緊急或意外狀況，也能沉著應付處理得宜。「柔」可以使人在處理事情時，柔軟而不剛強，遇事若圓融，事情較容易解決。

氣功是太極拳的一種基礎，太極拳則是氣功的外在表現形式，兩者既有區別，可是又密切的相連，是相輔相成的。所以許多練氣功者，也同時練太極拳。

太極拳利用肢體的外在運動，目的在於進入到「身、神合一」的生命靈態境界，這有助於內心安靜與意念專一。有時可以一邊打拳一邊修行，由每一招式中冥想身體與招式合一。如做左右野馬分鬃時，想像如何將左右的野馬鬃毛分開；打左攬雀尾、右攬雀尾時，想像如何使用左右手去攬雀尾。當您的靈融入拳術時，您會發現，這已不只是健身的活動，而是將您的身體、精神與意識都融入其間。所以太極拳對「靈」方面有很多正面的益處。

打太極拳與一般運動或競賽比起來，是一種身心靈合一的運動。它不疾不徐，不像田徑游泳，分秒必爭，錙銖必較。運動員過了三十歲不到四十歲，就被迫從運動場上退了下來；或稍有不慎，受到傷害，就宣告運動生涯的中止；太極拳不但不易造成運動傷害，反而對於因其他運動造成的傷害有減緩的效益。

年輕人的運動多不勝舉，但適合中老年人的運動，隨著年齡的增長，運動項目就愈少。除了散步外，太極拳應是最適合老年人的運動了。

第五章

中醫與氣

中醫是數千年前源起於中國的傳統醫學，所以英文稱為「Traditional Chinese Medicine」，簡稱ＴＣＭ。「氣」與中醫的關係非常密切，在西醫上身體各個部門的功能，諸如循環、消化、呼吸、內分泌等等，中醫幾乎都可以「氣」來表達；如氣血、肝氣、腎氣、胃氣、氣虛、氣脹等不勝枚舉。中醫的「氣」統合了醫學、哲學、玄學、宗教（主要是道教）與科學的概念。

中醫將「氣」的概念，抽象化成為了天地事物組成的基本元素，也描述成像一股氣體般的活動特性。中醫將宇宙間一切的生物，都看成具有與生俱來的「氣」，這種「氣」賦予生物的生命能量與動力。宇宙間的一切事物，也都被認為是氣的運行與相互影響的結果。

「氣」也被認為是人體內外的重要防線，對外可以保護人體不被外邪入侵，對內保護我們的五臟六腑，維持人體器官的正常運行。近年來中醫也採用了西方四元素的解釋，認為「氣」是人體「信息、能量、物質、功能」四種元素合而為一的現象。

「氣」的古字是寫成「气」。《說文解字》說：「氣，雲氣也，象形。」氣就是「雲氣」的意思，它是個象形字，就像雲氣蒸發上升的樣子。

《說文解字》又說：「饋客芻米也，從米氣聲。」《春秋傳》也說：「齊人來氣諸侯。」就是供給賓客們米飯的意思，這種用法現代人已經很少使用了。

後來逐漸被引伸到天氣、氣候、節氣、氣味、風氣的用法，也發展出一些異體字，如「餼」與「炁」等。「餼」被用在食物米飯，或是政府給的公糧上，稱為「食廩餼」，現代的用語就是「薪資」的意思。

至宋代之後，道教思想家為了區別先天的氣與後天的氣，則採用古字「炁」來代表先天的氣，也就是無極的意思。後天的氣就用「氣」來表示，就是太極的意思。無極在道家觀念中，代表宇宙萬物的根源，就是指宇宙在太極前的狀態。太極則是指宇宙最原始的秩序狀態，出現在無極之後、陰陽還未分離的混沌時期，而後形成萬物的本源。除了道教文獻之外，一般人通常仍以「氣」來概括。現代人對「氣」的解釋，還是以呼吸、氣息的意思最為普遍。

在中醫學中，經常將氣與血一起討論，稱為「氣血」，因為人體動脈血液中的氧氣約有百分之九十八點五與血紅素產生化學結合。這是人體維持生命活動的最基本能量。由肺動脈充滿氧氣的血液從心臟經過動脈、小動脈及毛細血管循環到全身各處，然後再經過小靜脈及靜脈回流到心臟，再回到肺部，此時仍帶有約百分之七十五的氧氣飽和度。

氣血的溫度與體溫很接近，所以若人體處於過寒或過熱的環境時，氣血就會受到影響而使健康產生問題。中醫依據各種不同的功能將氣分為元氣、宗氣、營氣及衛氣[14]。

元氣：又叫「原氣」，包括元陰之氣和元陽之氣。它是先天之精所化生，再依賴後天所獲取的營養來不斷的滋生。元氣發源於腎，包括命門，位於肚臍下方的「丹田」，以三焦經的通路走遍全身。它主要用於推動臟腑組織器官的一切活動，所以中醫認為它是人體生化動力的源泉。

宗氣：我們吃下的食物與喝下的水化合後，所產生的就是營衛之氣，同時和吸入的氧氣相結合，而存於胸部的氣。人的胸部不只是宗氣積存的地方，同時也是全身氣血傳輸分布的出發點。它主控著兩個主要的功能；第一種功能是向上行到喉部來控制呼吸，所以它關係到說話、語調以及呼吸的快慢與強弱；第二種功能是控制心脈與氣血，維持氣血的運行，保持身體與四肢的溫度和活動的能力。

營氣：顧名思義，營就是營養的意思。它是運行於血管中的精氣，由我們所攝取的水谷而產生。早年我們的祖先以五穀與水為主食，所以稱為水谷。營氣起源於脾胃，由中焦傳播出來，它具備了很柔順的性質，能化生血液，營養全身的作用。中焦是指在橫膈膜以下，肚臍以上的位置，包含了脾與胃。當脾胃運化及消化食物的時候，水谷會被分解消化，好像被轉化為泡沫的過程，所以稱為「中焦如漚」，「漚」就是指中焦的消化功能。

營氣的運行，從中焦往上注入手太陰肺經開始，通過全身的經脈循環運轉，讓人體全身各個部分都得到營養。從生理學的角度，營氣指的就是血液的功能。

衛氣：由衛這個字就可以體會到有保衛的意思，它是人體陽氣的一部分。由水谷所產生，源於脾胃，由上焦發出，運行於脈絡之外。它不受經脈的控制與約束，運行的非常快速。它的運行，內通臟腑，外通肌表腠理。腠理是指皮膚、肌肉和臟腑的紋理之間的部位。所以它幾乎無所不到，無所不衛。它的功能既能溫養臟腑，又能溫潤肌膚，滋養腠理，亦能控制汗孔的開閉。因為這種氣具備了保衛肌表，抵禦外侮的作用，所以稱它為「衛氣」。

中醫與科學的結合

經過數千年的流傳，中醫原為中華民族最珍貴的祖先遺產之一，但近一、二百年來，由於西醫的突飛猛進，一度使中醫受到極大的挑戰。當年可能因為實驗方法或儀器的限制，而使得它難以達到科學化或量化而具備說服性的目標。但時至今日，因各種檢驗儀器的進步與實驗方法的客觀與嚴謹，使中醫逐漸得到世人的認同。

以人體的「氣」與「能量」來討論，中醫就有一些先天的門檻，會讓一般人感覺到它所用的名詞太抽象，如氣的「表、里、寒、熱、虛、實、陰、陽」八個辨證綱領，就有點難理解。而中醫名詞解釋的辭典，也是用抽象的名詞來解釋原來就很抽象的名詞。

如以「氣虛」這個名詞為例，在《中醫基礎理論》這本書的定義是：「指正氣不足，以正氣虛損為矛盾主要方面的病理反應，表現為機體的精、氣、血、津液虧少和功

由Google Trends看出中醫已愈來愈受到人們的關注，上網查閱中醫的次數要比查閱西醫的次數高出許多。

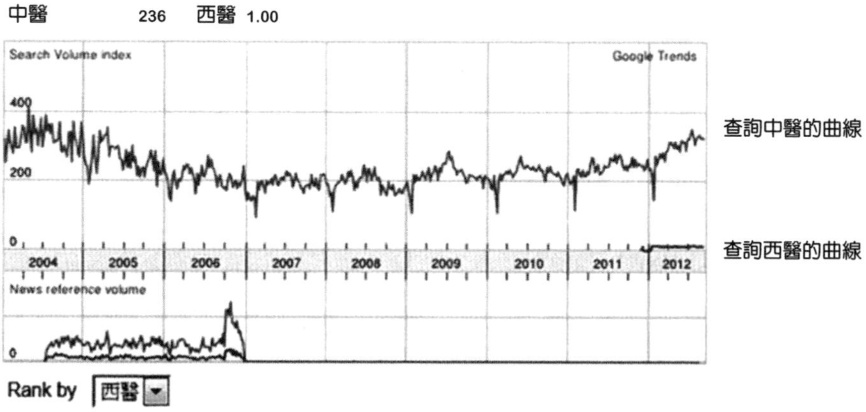

以3D雷射脈診儀所量測到的寸、關、尺脈象的頻率與振幅圖。

寸的頻率與振幅

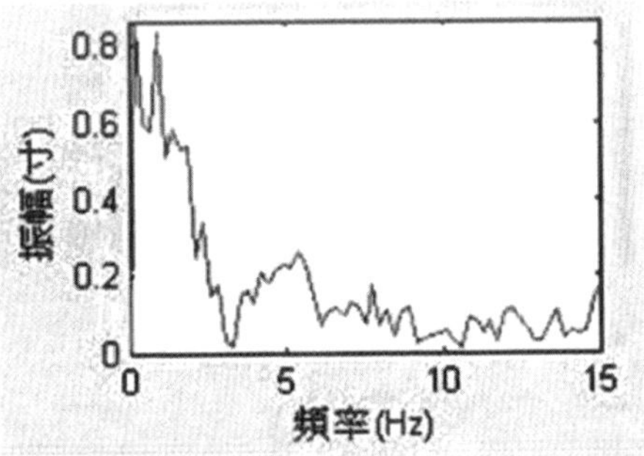

關的頻率與振幅

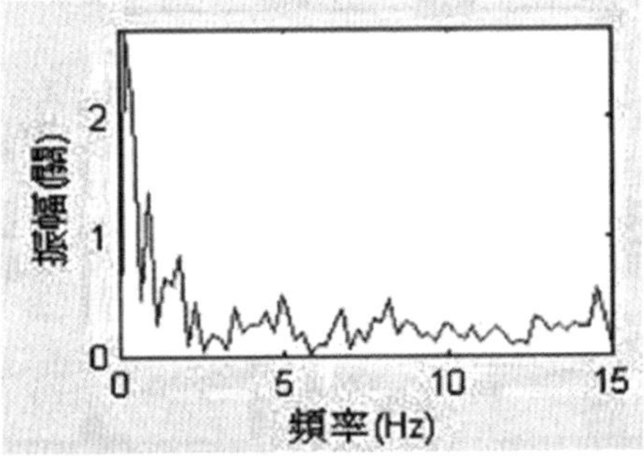

尺的頻率與振幅

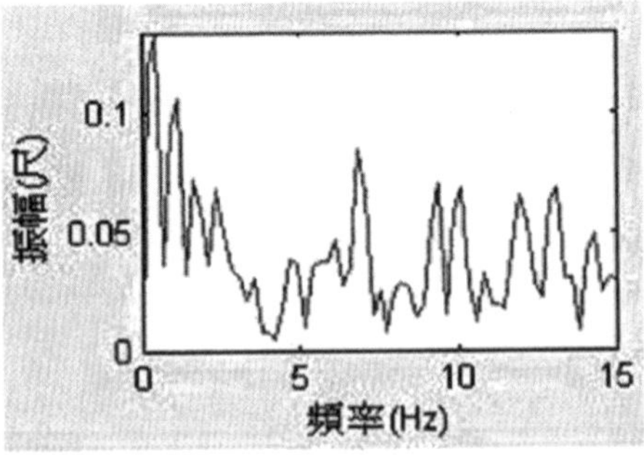

能衰弱，臟腑經絡的功能低下，抗病能力減退，可見各種虛弱不足的證候。」其中所說的正氣不足，到底正氣的單位為何？要低到何種程度才稱作不足？機體的精、氣、血、津液虧少和功能要衰弱到何種程度才叫做虛？所以中醫師們要靠經驗與自由心證來看病。

而身體的「氣」與「能量」間的關係，在《素問．陰陽應象大論》裡是以「陽化氣，陰成形」來解釋。它將化氣與成形，解釋成物質的兩種相反而又相成的運動形式。張景岳的註：「陽動而散，故化氣，陰靜而凝，故成形。」[14]這裡陽和陰是指物質的動與靜、氣化與凝聚、分化與合成的相對運動，進而說明物質和能量的相互依存、相互轉化的作用。

這些解釋仍然讓現代人感到有些抽象，不易瞭解。最近有一些中西結合機構，正在推廣一些讓中醫能更科學化與現代化的研究專案。筆者與國立中央大學光電科學與工程學系、生命科學系張榮森教授，正進行一項電子化的脈診儀與人體氣場運動的量化研究。

中醫把脈的動作，是屬於中醫「望、聞、問、切」四診中的切診，由《黃帝內經》記載的「三部九候」以至《診家正眼》，將脈象分成二十八種。要靠醫師的三隻手指頭，將二十八種脈象把出來，是不容易的事。聽資深的老中醫師說，一般也只以把出幾個重要的脈象為主，並非每位中醫師都能將這麼多種脈都把出來。

我們希望所開發的電子脈診儀，能像家用的電子血壓計一樣普及，當然比起血壓計它要複雜的多。在寸、關、尺三個位置，要測出脈搏跳動的頻率、強度、滑動性、方向性、還有一些較抽象而難以量化的數值，是不容易的事。比方說要用儀器測出浮、沉、緊、澀、牢、虛、遲、結、代、促等脈，就要瞭解什麼樣的電子信號，代表哪一種的脈象？還有即使測出了脈象，又如何分辨它們的程度值？許多脈象是混合體而難以分類，這些問題都是將來要一一突破的。

這項研究包含了物理、光電、人工智慧、臨床中西醫各方面的人才。我們用３Ｄ雷射的方法，取得精準的脈象，將處理後的信號用人工智慧的方法，與臨床診斷的結果結合在一起。我們的目標是能將中醫把脈程序標準化與量化，而且能測出脈搏裡「氣」運動的方向。

這是比較客觀的脈象診斷輔助設備，若能幫助中醫對人體氣與能量作數位化與量化的起步，是很有意義的。西醫的量化已相當的先進，而中醫的質化則非常的傳神，雖然有些名詞接近哲學的境界而難以量化，但若兩者能夠相輔相成，也是一大進步。

第六章
人體間電磁場的互動

前面介紹過，人體本身就處在一個電磁場的環境，這個電磁場無論來自身體內部，或是來自身體外部，都深深的、無時無刻的影響著人的健康、思考、情緒、循環以及一切。

無論是人體自己發出的電磁場，或接受外來的電磁場，當二者的頻率對上了，就會發出共振，產生共鳴。氣功師以他身體發出的電磁場，來調適病人不很順暢的電磁場，讓病人產生共振，達到發功治病的效果。所以氣功師父自己的健康、思緒與正氣就非常重要。

李鳳山師父經常指示梅門的師兄姐們，無論在教授氣功或帶領大家做平甩功的時候，自身一定要保持正念與正氣，而且自身的潔淨與健康也都很重要。

在此提醒讀者們，雖氣功門派無數，氣功團體也很多，無論您練的是何種門派，最好先瞭解各門派的理念與作為。有時會在媒體看到，某些氣功團體有斂財的傳聞，或是互相攻訐的報導，這都是不好的現象。到底氣功的技巧與練功的年資只是功法的一環，要更關心的是所參與團體的整體條件，包含身、心、靈三方面都要正直不阿，受人尊敬。人與人之間的電磁場在練功互動時，會互相影響的，跟隨好的師父與團體練功，才能練出一身健康的身、心、靈。

除了練功以外，我們從幼兒時期的教育開始，就無時無刻受到老師的影響。所謂「十年樹木百年樹人」就是一句代表性的話。回顧前幾代的教育，多是打罵式的教育。

記得我念小學的時代，考試以一百分為標準，少一分打手心一下，每天放學時，同學們經常帶著一雙紅腫的手回家。因老師們的腦神經，就是接受這種電磁場教育，很自然的用在下一代身上。

後來逐漸實施民主教育，教育部三令五申，不得體罰，情況才慢慢改善。但有時某些老師一時失控，還是會將學生打得受傷而上了媒體，相信是他們腦中的深層記憶裡，還存留著早年受到挨打的電磁場。

人腦中有一百四十億個神經細胞，當受到較大的刺激時，細胞突觸間的化電效應就很會很強。由這些電磁場的影響，儲存在記憶細胞裡的信息也會很強。

所以若我們要背一篇課文時，要一再重複的去背誦它，就是去增強腦細胞間的電磁場強度。

所以若我們幼時受到不好的刺激，雖試著去忘記它，但是當一時衝動無法克制時，它們就會反應出來。

洗腦存在嗎？

為何在戰爭時，一個在平時彬彬有禮的人，也許是一位老師，也許是一位工程師，但到了戰場就六親不認殺紅了眼，做出一堆傷天害理的事。大家都公認，日本是非常有禮貌有修養的民族，但在二戰時，他們的武士刀殺害了多少生靈。又如，德國人做事是多麼的嚴謹，凡事一板一眼，很少會發生差錯，尤其是科學教育，人文教育都是世界一流，為何在二戰期間殘忍的殺害了六百萬與他們無冤無仇的猶太人？

早年的共產國家，出現了「洗腦」這個名詞，腦子是可以「洗」的嗎？答案是肯定的。當一個人被一而再、再而三的灌輸邪惡觀念時，他腦中所產生的電磁場就是邪惡的。當他全身充滿著這種不健康的電磁場時，就會變成一個殺人的工具，變成一個魔鬼的化身。

神經感應與共振的經驗

當我剛到美國念書的前幾個月，正逢美國的耶誕假期，我清楚記得假期的第一天是一九七八年十二月十五日，傍晚我由收音機聽到美國卡特總統宣布與台灣斷交。

當時台灣留學生的悲憤心情當然不在話下，整個耶誕假期我們就在各處示威遊行中渡過。在那大雪繽紛、冰天雪地的大街上，在別人的土地上示威，當時幾乎將所有最憤慨、最激動的口號都喊出來了，同學們好像都忘了是處在零下十幾二十度的氣溫。

現在回想起來，應該就是當時大家全身充滿了正氣，在最激動最強烈的電磁場下，互相影響互相激勵，產生共振的關係。

耶誕假期結束後，還是要回到正常的生活，回到正常的課業。返校的第一天，學校外籍學生服務處貼出了一張公告，要徵求中文教師。

當中國大陸與美國建交後，美國各地吹起了「中國熱」，英文叫「China fever」。

封閉了那麼多年的「鐵幕」突然被打開了，對美國人來說，是好奇也是機會。許多美國人就開始學習中文，許多學校也開設了中文課程。在好奇心驅使下，我進入服務處去探個究竟，結果沒談幾分鐘就被錄取了，從此就教了近三年的中文，直到畢業返國。

越戰退伍軍人的故事

學生中有幾位讓我印象相當的深刻；有一位是越戰的退伍軍人，他在越戰期間因精神崩潰而退伍；在精神病院療養了一陣子後，美國政府支持他到回到學校繼續完成他的學業。他回到愛荷華州立大學，主修中文。他感到每週正常的課程時間不夠，希望能在課後再安排家教時間。

我接受他的要求後，就安排更多的時間為他上課，也有很多的機會瞭解美軍在越南的故事，還有他精神崩潰的原因，當然更好奇的是他學中文的目的。

他完全不避諱他得病的事情，他說使他精神崩潰最主要的原因是「殺人殺紅了眼」。據他描述，好幾次越共以人海戰術，一波一波衝向他們的基地，他們以機關槍對著越共不停的掃射。每次他看到活生生的人，一個個被他們的機槍打倒，屍體一層層地疊上去。有時又看到自己的兄弟，被埋伏的越共打死。

終於有一天在激烈的戰鬥中，他的精神完全崩潰，不醒人事而倒下；當他醒來時，人已躺在醫院中。

他在被徵召去打仗前，是個基督徒，所接受的教義是人與人要相愛，要互相幫助，在神的大愛中，世界是美好的。

可是到了戰場，卻是互相廝殺，雙方冤冤相報。這與他原先在腦中已和諧的電磁波，完全格格不入，每天都在天人交戰。

所以當他的病療養好後，他下定決心要當牧師，到中國大陸去傳教。他認為東南亞會有這麼多的問題，是因為共產是個無神論的社會，沒有信仰就沒有愛心，就沒有是非，人與人都在鬥爭的世界裡。他說既然神為中國大陸開了一道門，他就決定要去傳福音，為世界的和平盡一份心力。

我被他的愛心所感動，也感覺到我們之間非常有默契。他告訴我說，有時我為他所準備的教材，就是他最想學部分；他的解釋是神的旨意，我的看法是我們之間的電磁波發生了共振。

他也告訴我，在他得病期間，他太太幾乎離他而去。他不停的禱告，以意念打動了她，讓他們又生活在一起。他有時約我到他們家用餐，可以看得出來，包含兩個子女在內，他們一家人是如此的幸福與快樂。

所以宗教是偉大的，無論是什麼教派，只要虔誠以待，互相關懷，互相扶持，家人間的電磁場就會和諧，就會共鳴。

家教的互惠

隔了一段時間，另有一位新聞系的研究生，也感到上課時間不足，希望另外安排家教課程，我也同意了。在她提到如何計費時，我想她既然主修新聞，英文造詣一定非常好，所以靈機一動，希望她能幫我編輯與修改我的博士論文，雙方都不收費。瞬間磁場共振一拍即合，就依約定進行。我每隔一段時間，就交給她一段草稿讓她修改，一直維持到畢業。

這段時間，她雖然不懂論文中技術的問題與複雜的公式，但仍用了很美的修辭，將每句話表達的很清楚。我努力研讀她所修飾的文稿，覺得有如在讀莎士比亞的著作，句句經典；以中國留學生的英文能力，幾乎是不可能做到的。

在快要畢業時，我將完稿交給指導教授審閱，過了幾天他約我到他的辦公室，我看到了他那難以形容的眼神，他那欲言又止的表情。他皺起了眉頭，好像想要問我是哪位槍手代寫的？這個東方學生平常英文也不怎麼樣啊，但是這種學術論文除了師生之間，不可能有其他人能如此深入的。過了幾分鐘，也許是他的電磁場已和諧了，氣也通了，他對我說：「你願意代表學校，將這篇論文送去參加今年度的中西部大學論文競賽嗎？」

當然後面的事，就像氣通了就一通百通，我的論文得到了首獎，也順利畢業了。回到國內各級長官一路召見，最後見的是當時的蔣經國總統。

這件事的心得是，人要達到一個目標，就要有一股念力，這個念力無論用什麼角度來解釋，說它是一種毅力，或說它是一種鍥而不捨的精神，相信最好的形容就是一股作「氣」。

心電感應與量子纏結效應

談了在美求學的一些經驗，多少與心電感應有關，在這裡讓我們進一步瞭解心電感應的現象。心電感應不是靈異現象或特異功能，已有一些科學的理論與實驗，肯定了這件事情。先介紹一些科學的依據，再討論經由人與人之間電磁場互動的現象，而產生心電感應的例子。

在量子力學裡有一個現象稱之為「量子纏結效應（Quantum

Entanglement）」，或稱為量子糾纏效應。它的意思是說假使有一個實驗室，將兩個來自同源的電子或粒子，讓它們向相反的方向移動；也許一顆被移到北極，另一顆被移到南極，在如此遙遠的距離下，它們卻仍然保持著一種關聯性（correlation）。就是說若使其中一顆的狀態改變，另外遠在天邊的那一顆也會即時的發生相對應的變化。

愛因斯坦曾將這個現象稱為：「鬼魅般的超距作用（spooky action at a distance）。」這兩顆電子好像可以在超光速的瞬間，進行的祕密通信一般。換一句話說，若有A和B兩個來自同一個原子的電子，它們彼此間隔的非常遠，依照一般常理來講，這兩個電子是毫不相干的。而量子纏結的現象，會讓這兩個電子間產生一種「默契」，而且互相的影響。它們雖距離隔了這麼遠，卻隨時隨地的知道彼此發生了什麼事。

二〇一二年五月，有研究人員在西班牙的拉帕馬島（La Palma），以及歐洲太空總署地面光學站所在的田尼利夫島（Tenerife）之間進行實驗。他們將一對光子其中的一顆留在帕馬島上，另一顆則透過無線光通訊的連結方法，送到遠在一百四十四公里外的田尼利夫島上，結果發現這對光子間仍然存在著互相纏結的現象。

有一些科學家，嘗試著利用這種現象來開發一些實際的應用，譬如「量子通訊（quantum communication）」就是一種新的通訊概念。若我們在一個地方對一群電子做一些操控，則在十萬八千里外另一個地方的另一群同源電子，就會在瞬間跟著反應。它們之間不需要傳送任何能量，也不需要傳送任何質量，真是太神奇了！《自然》（Nature）科學期刊說：「這種方法可能是邁向未來衛星量子通訊網絡的重要一步。」

人與人之間的心電感應現象，是不是與這種理論有關呢？宇宙中的許多自然現象，不一定非要有科學家發現或認證，才被認為存在。事實上自然界有許多現象，不管有沒人發現它，它早已存在了幾千萬年了。就如地心引力，不是因為牛頓發現它才存在，電磁場也不是因為馬克斯威的發現而存在的。

有報導說，當一對雙胞胎姊妹，一個在甲地因分娩而劇痛，另一個在乙地也感到肚子非常疼痛。不知是否因為這對雙胞胎是來自「同源」的父母，就像發生電子遙傳的成對電子，是來自同源的原子。又有報導說，早期蘇聯的科學家，將幾隻剛出生的小兔子放進太空船送至外太空。而將母兔留在地面，並在母兔身上裝上電子信號的儀器。每當在太空中的小兔死亡時，母兔身上的儀表就會即時發生反應；這種母子連心的現象，也應驗了量子遙傳或心電感應的理論。

陰陽平衡的道理

中國老祖宗所說的陰陽就很有道理，任何事物有陰必有陽，宇宙萬物才能平衡。

以前所謂的「玄學」，也逐漸的被科學所證實。

人類在地球上生存了兩百萬年，世世代代不斷的適應環境，其中經歷了磨合、疾病、滅絕、再適應的種種過程，一路演化到今天。

無論從食物攝取到的養分，吸入空氣的成分，所喝到水中礦物質的種類與含量，接受大自然電磁場的頻率與強度，眼睛對光波的反應，耳朵對音波的分辨以及皮膚與汗腺對氣溫的調適等等，都已經調整得恰到好處。人與大自然之間的磨合，早已達到「天人合一」的境界。這些因素，無論多一分或少一分，都得讓人類重新適應。適應過來的，就存活下去，一時無法適應的就被淘汰。

達爾文的「生存競爭，自然淘汰」以及「優勝劣敗」就是這個道理。所以「陰陽調和、中庸之道」是人類最好的生存法則。

電磁波與螺旋理論

螺旋理論原先被用在大眾傳播上；如果人們覺得自己的觀點僅僅是少數派，他們就不太願意將自己的看法大聲的說出來。反過來，如果他們覺得自己的看法與多數人一致，就會勇敢的說出來。媒體通常都會比較關心多數派的觀點，而較輕視少數派的觀點。於是少數派的聲音越來越小，多數派的聲音越來越大，形成螺旋式上升的模式，這種現象被稱為「沉默的螺旋（spiral of silence）」理論。

若有意見的中堅分子，他們能夠在沉默的螺旋中，不在乎會被孤立，而也願為自己的言論付出代價，這些人就經常會與主流意見發生衝突。但經過一段時間以後，他們的論點會逐漸地以螺旋方式上升，就會變成了主流派，被大眾所接受。

螺旋理論有它的哲理存在，無論是社會學、大眾傳播學或科學，當每每有一種新的論點出現時，並不一定非要以直線方式讓人接受。就像彈簧的外形就是螺旋的形狀，在幾何學上螺旋的形狀比直線多了一度空間，多了一度柔軟度，可以吸收能量，也可以釋放能量。

楊定一博士在他寫的《真原醫》這本書[15]，介紹「運用螺旋（vortex）原理」的運動，來使全身的關節都可以得到活動。他也介紹了大至宇宙小至次原子的運行，都是在一種螺旋狀態下運行；及一些植物的生長也是螺旋形的，因為它的阻力最小。螺旋運動被認為是宇宙間最有效率的運動方式。楊博士的書用圖畫來介紹螺旋原理做運動的基本姿勢與動作，非常值得參考。

以電磁波的理論來看螺旋理論，原子核外圍的電子，是以橢圓狀的軌道運行，就像地球繞著太陽轉，月球繞著地球轉一樣。原子能的符號就是一個原子核外面繞著電子。一般與原子能有關的單位，大門口多會掛著有這類圖案的招牌。一旦電子受到激發，它是以螺旋狀的方式做上下軌道的躍遷。若吸收能量（量子）它就往上層躍遷，若往下層躍遷，它就會釋放出光量子，這種螺旋狀的運動，可以使它們作能量的交換。人體內產生的氣，也就是由這種運動的結果。

螺旋運動不但能做能

國際原子能總署（IAEA）的標誌。

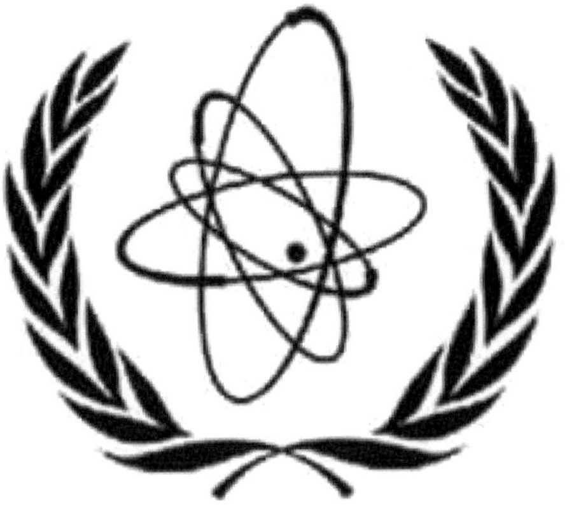

量交換，也可使旋轉體保持在正確的軌道。最明顯的應用就是槍管與砲管內的來福線（Rifling）或稱膛線，它是一種呈現螺旋狀凹凸的線。子彈或砲彈沿著膛線作螺旋發射，可以精確的射向目標。

有的高塔因空間有限，就設計成螺旋形的樓梯。當您拔掉洗臉盆的塞子，水是以螺旋形的方式流出。螺絲釘的設計，可以避免鐵釘容易釘彎的缺點。有些植物以螺旋狀來緊緊纏住大樹的軀幹，往上生長以獲得陽光。

台灣夏天常發生的颱風和美國中西部春夏交替時節產生的龍捲風，也都是螺旋狀運動。打陀螺的原理也是一樣，這些例子，是強調物質小至身體的氣，大以至宇宙萬物，都處在螺旋運動的模式中。

有趣的是，西方科學沿著螺旋式軌道進化。它從早期希臘的神祕主義哲學出發，通過理性思想的顯著發展而上升和展開，不斷地離開神祕主義的起源，並發展了一種與東方尖銳對立的世界觀。

而在最近的階段裡，西方科學最終克服了這種觀念而返回到早期希臘與東方哲學上來。

電磁波的污染

比起人類的歷史，人類進入現代化的時光是非常的短暫。由工業革命至今也只不過兩百多年的時光，這兩百多年卻改變了人類兩百萬年來的生活形態。原來地球上不存在的污染，一件件的被製造出來，任意的被丟棄在海洋、在地表、在大氣、在人的心靈中。史前被埋在地殼深處的石油與煤被挖了出來，然後消耗它，燃燒後產生的二氧化碳與數不清的廢氣進入了大氣，破壞了臭氧層。電力的發明，高壓線布滿大地，產生人造的電磁波。核子武器的發展，到處試爆，產生千萬年不會消失的輻射核種。這些污染到底對人類有什麼危害，僅靠近數十年來有限的統計資料，也只能發現一些少許的皮毛。

以電磁波對人類的危害為例，前面說過，電場與磁場是互相影響，互相產生的。人體是非常精密的電磁場互生機制，由人體產生的電磁場，維持了人類的生命，維持了人體的功能。若由外界環境所隨機產生的電磁場，不停地攻擊人體精密細緻的電磁場，人體一定會以天生的防禦與適應機制來對抗它們。到底這種防禦機制是如何的啟動，如何的運行，至今科學界所知不多。

只有幾件事已被證實，是可以被確定的。噪音的影響就是其中之一，千萬年來人類早已適應大自然的聲音，鳥叫蟲鳴、潺潺溪水實屬天籟之音，任何人聽到了心情自然平靜，如沐春風，如處天堂之中。反之若長時間處在工廠噪音、汽機車引擎與喇叭聲、建築工地的機具聲中，相信任何人都受不了。這些噪音所引起的頭痛失眠、血壓升高、精神緊張等等，已是被醫學證實的事實。這些奇怪的音波，在人類適應環境的漫長歲月中，從來沒有出現過，我們這一代的人類要面臨、承受、與適應。神經大條的人也許適應的很快，但是若他又回到原始的天籟之音中，也許又受不了；在寧靜的環境，可能反而會發生耳鳴或重聽的狀況。就像將一個現代人，丟回到人類已生存了百萬年的原始森林中，他大概連一天都活不了。

既然聲波對人類的影響，已被醫學界所確認，那麼電磁波的影響也是類似的，或許會更為嚴重。以人類的眼神經細胞對光線的適應來舉例，太陽光就是大自然的光線，牛頓曾用三棱鏡將太陽光分離出紅、橙、黃、綠、青、藍、紫七種顏色。這七種顏色的波長就分布在三百八十奈米至七百八十奈米之間，就是我們可以看得到的光譜。

陽光中波長大於七百八十奈米的部分，就屬於紅外線的範圍，一般人是看不到的。若波長短於三百八十奈米，就屬於紫外線的範圍，我們也看不到，但它會傷害到我們的皮膚，接觸多了容易得皮膚癌。人的眼神經細胞就是這麼巧妙，可以看到這七彩的光譜，使得人類活在多彩多姿的世界裡。有些夜行動物為了生存，就發展出可以看得到紅外線的範圍，有些昆蟲也可以看到紫外光的範圍。人類百萬年來日出而作日落而息，不需要在半夜出去獵食，所以就不需要用紅外線來看東西，這個能力就退化了。

靈異事件的探討

對於某些靈異事件，在這裡也做一些科學的探討；因為人類已經適應了可見光譜對視覺神經的作用，也就是說這些光線經瞳孔落在眼睛的視網膜上，只有可見光的電磁波會刺激視覺神經，進而傳送到大腦來辨識物體。所以一個人的成長經驗，已適應週遭的環境，哪些人、哪些物體長得如何，都記在腦中。若某人突然視覺神經發生不知原因的異狀，將非可見光部分的光譜傳送到了腦部，而看到一個奇特的圖像，就會被嚇到了，以為看到了「阿飄」。

類似的情形，我曾聽過一位朋友的描述，她有一次到泰國去旅遊，在半夜時，就在她所住宿的酒店房內，被一陣非常吵雜的人聲吵醒。她醒來後房間內並沒有別人，但聲音一直很吵，她就躲到浴室，直到天明，聲音才安靜下來；類似的事她也聽其他團員說過。

我對這種現象的解讀，認為與前面所說的光譜相類似。人類的耳部神經，能接受的聲波範圍大約在二十到二萬赫茲之間。低於或高於這個範圍的聲波，聽覺神經就感覺不出來，也就是不會將它傳到腦神經去做解讀。同樣的，若某人由於不明的生理或心理原因，突然在這範圍外的聲波被傳到腦部，可能就會發生了這類事情。也是因為求生存的原因，有些動物可以聽到較低頻或較高頻的聲音；如一些動物，可以聽到地震或海嘯來襲前，由地殼傳來的聲音而及早避難。蝙蝠也是利用超高頻的聲音，來辨識飛行的方向與位置。而人類早已適應「應該」聽到的聲音，否則成天聽到「不該」聽到的聲音，不被吵到發狂才怪。

例如，耳鳴的病症就困擾了許多人，有時讓人無法安眠，無法安心做事，真有生不如死的感覺。耳鳴發生的真正原因，至今醫學界還沒有一定的定論，凡是與耳疾有關的毛病，都有發生耳鳴的可能。目前的治療方法，包含了生理與心理雙管齊下的手段。生理治療，大多是以藥物控制的方法來減低症狀。心理的治療，在臨床上則有採用「神經調節」的方法，主要是以釋放工作壓力、調節生活緊張、排除外界刺激所造成自主神經失調因素的種種方法。

同樣的道理，若一個人經常戴著耳機，常去聽重金屬樂團的演唱，音響開得非常大聲，超過了聽覺神經的規範，就會發生問題。最明顯的就是重聽，嚴重的就產生耳鳴。這些都是聽覺疲勞的現象，人的生理機能為了適應這種過度的刺激而產生保護作用，而保護過了頭就發生問題。

所以有時有人發生幻聽或幻覺的狀況，可能是發生在工作壓力太大，或旅行時身心太過疲累所造成。

讀者大概會有一種經驗，當眼睛一直注視某種顏色的圖案，然後將眼睛轉向一面白牆時，會發現這面白牆上出現一個與原來圖案互補色的圖形，這就是視覺疲勞的現象。換句話說，就是視覺被某種頻率的光波（電磁波）過度刺激，就對這種顏色麻木。若再去注視另一種頻率的光波，就會在原來視網膜的位置產生顏色的異常現象。

台灣大學李嗣涔教授就以各種科學的實驗，來檢驗這類的現象。在他所寫的《人身極機密——人體X檔案》書裡，以及對人體身心靈相關議題的演講中，皆舉出許多實例，諸如手指識字、超感官知覺、心電感應等等的現象。他以學者的研究精神，在這個領域以嚴謹的程序與科學方法，對於一些對靈異事件有興趣的讀者，非常值得參考。雖然有其他學者提出不同的看法，但在這學術自由的環境，總要有人獨排眾議，扮演先導者的角色。

多少年來，靈異事件總被認為是怪力亂神的操作，而社會上也的確存在這種現象，不知有多少人藉著怪力亂神斂財騙色。為什麼有人會受騙？根本原因就是因為有人有此需求，要尋求解決身心靈困擾的方法。有需求就有供應，與其讓問題繼續存在，繼續讓人受害，為何不去正視這個問題呢？

由學者出面跨入這個領域，應是最好的方法。以學者嚴謹超然的立場，不做預設立場的實驗，尋找合理的科學理論，來引領扶正這個環境。期間或許有些差錯，也希望學術界以包容的心來看待。愛迪生的發明，也是經歷多少次失敗才成功的。以正面建議、提出修正、腦力激盪、共襄盛舉來代替負面的批評，才能使研究成果對社會有所幫助。更積極的做法則是結合學術界、民俗界、宗教界、醫學界做有系統的研究分析。

據內政部的統計，台灣的大小廟宇超過一萬一千多座，未登記的道場更是不計其數。這是個不可忽視的現象，亦表示人們的身心靈要有寄託，要有人指示迷津。若能逐步的將這些需求導入正軌，將其純潔化、心靈化，盡可能擺脫商業化與怪力亂神化，人們的身心靈才能得到正確的依歸。

心靈傳輸的故事

在一些文獻或報章上，有時會看到有靈魂出竅的報導，靈魂出竅就是身與靈分離的現象，古今中外經常會有這方面的事實與研究。二〇一二年八月五日美國好奇號（Curiosity）太空船登陸火星，使人類的科技又邁向一個新的里程碑。

由這件事情卻延伸出許多祕辛，最令人感興趣的，就是美國MSNBC（美國微軟〔Microsoft〕和NBC Universal兩家合作公司的合稱）頻道的一篇報導說[16]，美國最近有二位人士，貝西亞哥（Andrew Besiago）和史提林（William Stilling）。他們自稱曾在一九八一年時，參加過CIA一項稱為「心靈傳輸探索火星」的祕密計畫；還說當年才十九歲還在上大學的美國總統歐巴馬，也參加了這項計畫，當時他用了巴里索托羅的假名。他們使用了一種稱為「跳躍式的傳輸設備」，二次穿越並抵達火星；當然這件事已遭到白宮否認。

雖然後來許多科學家們都在努力的想達成這種願望，但都沒有成功。他們還說美國國防部高級研究計畫局（The Defense Advanced Research Projects Agency，簡稱DARPA）現任的局長度根（Regina Dugna）當時也是其中一員。

這個計畫的目的，就是CIA為了打造外太空的防禦線，而試圖在火星上建立一個基地。

「心靈傳輸探索火星」就是讓靈魂出竅到達火星，再回來報告火星的所見所聞。無論這項報導是真是假，就是意味人類希望藉著靈魂的雲遊四方，穿越時空來與外星人打交道。

其實這種念頭，中國早在一千二百多年前在白居易的〈長恨歌〉裡就有了，「……為感君王輾轉思，遂教方士殷勤覓。排空馭氣奔如電，升天入地求之遍。上窮碧落下黃泉，兩處茫茫皆不見。忽聞海上有仙山，山在虛無縹緲間。」這首千古絕唱的敘事詩，不僅在藝術上的成就流傳千古，也流傳到西方去。這可讓歐美科技界也瞭解到，他們的夢想，中國的老祖宗早就想到過了。

東西方哲學與科學的統一

美國的一位物理學家卡普拉（Fritjof Capra）在他著作的《物理學之道——現代物理學與東方神祕主義》[17]書中指出，西方的科學是沿著一種螺旋式的軌道往前進展。

從早期希臘的神祕主義哲學開始，經由理性思想的發展，加上理論與實證而漸漸離開了神祕主義或神祕色彩，所以仍然保守著神祕色彩的東方文化，與西方科學產生了相當程度的對立。

而西方的科學家們到了最近，因遇到了太多只靠科學難以解釋的現象，最後認為某些科學的觀念終究會回到早期希臘、印度、中國的哲學上。

物理學與西方其他的科學一樣，都可以在早期希臘哲學裡找到它們的根源，比方說「原子（atom）」這個名詞，就是從希臘語「atomos」這個字轉化而來，就是「不可再分割」的意思。

那時候除了希臘的哲學家之外，印度的哲學家也提出了原子不可分割的概念。當時科學、宗教和哲學並沒有什麼區分。哲學家的目的，不是要建立他們的權威或地位，只是努力去發現萬物的本質而已。

科學的中庸之道

澳洲的製片人朗達·拜恩，在二〇〇六年出版了《祕密》[18]。這是一部號稱「自我幫助」的書與影片，內容是由一系列對樂觀主義者的採訪，來強調每個人只要在身心靈上健康、樂觀、進取，就能得到他所期望的願景。

朗達·拜恩在她的人生最低谷時，從一本古籍中發現了一個奧祕，她希望將這一思維傳播並分享給全世界。

影片裡採訪了二十四位神奇的人物，由這些人講述這一祕密法則所發生的故事。她認為這個祕密是類似於一種所謂的新思想運動中的一部分。

新思想運動是由一些靈性思想家與哲學家所推動，以及由不同的宗教宗派和教會所衍生出來，特別是美國密蘇里州肯薩斯市的唯一教堂（Unity Church）這是個女性主義運動，其中大部分的成員都是女老師和女學生，它的教會和社區中心都是由女性所領導的。

《祕密》這本書將量子物理學的研究，與身心靈做了一個很完美的結合，讓我對這個祕密的能量層次有了更深入的瞭解。對許多人來說，看到了身心靈學與新科學理論之間的關聯性，對它有更堅強的信心。簡單的說，不論何時何地，我們的想法和知覺，都是以某種能量的方式在振動著。

為何一個人心情不好時，就容易被病毒侵入，就容易生病，由《祕密》這本書，我們可以多少瞭解量子物理與身心靈間，有著那麼密切的關係。這也就是我在這本書裡，經常的用量子物理來解釋人體的能量、人體的電磁互動、人體電磁波和諧的重要性。

會放電的眼睛

有些文學家，喜歡以「會放電的眼睛」來形容美少女如何吸引帥哥們。為什眼睛會放電？這是文學上的意境，「眼神」這個名詞被創造得出神入化，只能意會而不能言傳。若真的要用科學的道理來解釋它，那就辜負了文學家創造出這個美妙名詞的用心。

不過一個人若營養充分，身體健康，精神飽滿，信心十足，這個人的眼神一定是堅定有力。若身體不好，意志不堅定，沒有信心，他的眼神就會渙散而不專注，眼光也會飄忽不定，讓人對他會沒有信任感。若您仔細的觀察一些在事業上有成就者的眼神，多半會是炯炯有神，好像一眼就會看穿你。

一個人若在說假話，或說一些自己都沒有把握的事情，也可以由他的眼神看出來。

電影中常會出現一種場景，就是男主角或女主角，要對方看著自己的眼睛說話，來表達他或她沒有說假話。

開會時，當大夥正在為某個創意絞盡腦汁，正做腦力激盪時，忽然有人提出一個點子，令眾人眼睛一亮。眼睛一亮的意思就是說他的眼神正表現出他的心思，同時也可以由其他人的眼神看出，別人是不是接受這個點子。眼神就是電磁波的一種，由某人放出來的電波，若讓大家產生共鳴，周圍被電到的人，也會產生同樣的諧波，不但表現在眼神上，更寫在臉上。

保護您的靈魂之窗

「眼睛是靈魂之窗」，這句話說的非常貼切，如何保護眼睛，如何善用眼神來說服人，也是一個人成功的一項要素。近年來，眼部整形已成了許多愛美者的風尚，如割雙眼皮、割眼袋、眼眶放大等等。但不知讀者有沒有發現，當您看到一位動過手術的美女時，總有一種說不出的感覺，就是「不真」。有的手術效果不理想，會被稱為「面具臉」，眼睛變美了，但眼神卻不見了，因為控制眼神的神經細胞被「整」到了。

在中醫上，眼睛附近有幾個重要的穴位，其中的「睛明穴」就是接近淚腺的地方。淚腺主要的功能是分泌淚液，洗去眼睛上的雜質，讓眼睛明亮有神；所謂「水汪汪的大眼睛」就是淚腺發揮的功能，也就是它被稱為睛明穴的原因。若在這麼重要的穴位動刀，就要特別留意，要多與醫師商量，看看體質是否能適應，是否容易發炎，以免傷害到這個穴位。

另外一個重要的穴位是「承泣穴」，它就在眼睛下方約在眼袋中央的位置。中醫書上說，若經常揉一揉承泣穴，會使氣血旺盛，眼睛能得到足夠的血液。「目血能視」就是說眼睛有了氣血才能看東西。經常輕揉這個穴位，可預防近視眼，緩解眼部疲勞的功用。同樣的，若做割除眼袋的手術，也要特別注意會不會傷到這個穴位。

上帝造人，自然就是美；幼兒有天真可愛充滿活力的美，年輕人有青春美麗充滿希望的美，中年人有努力奮鬥充滿信心的美，老年人有慈祥和藹充滿智慧的美。而這些美，主要就是靠眼神表達出來，若控制眼神的神經或穴位被傷到了，這些美也就無從表達出來。

第七章

與大自然共舞

山林中修練的功夫

俗話說「山不在高有仙則靈，氣不在強有感則靈」，為什麼高人們要到深山去練功？當然追求的是山林中的日月光輝、晨曦朝露、鳥語花香與天籟之音。在香格里拉般的環境中修練，可以感受到處處是仙，自己離成仙的境界就不遠矣。在這裡，讓我們談談山林裡的奧祕以及生活在山林中對身體的幫助。

芬多精的天堂

第一個好處是山林裡充滿著芬多精，芬多精是一九八〇年蘇聯Toknh博士與日本神山惠山博士所發現的；它是由森林裡各種植物所散發出揮發性的物質，芬多精的原文是指「植物的自我防衛能力」的意思19。它是植物為了預防病蟲害或其他有毒物質的傷害，而自然產生的自我防衛性物質。芬多精普遍的存在於植物的根莖葉中，樹木的樹齡愈大它的成分就愈高。

芬多精是芳香性碳水化合物，像松樹、杉樹、柏樹、檜木等的含量最多，成分也最好。不同樹木所發出來的芬多精，可以殺死不同的細菌，所以對人體有消炎殺菌、鎮定情緒、預防氣管疾病等許多功效。它也可以改善腦神經的一些問題，如減緩焦慮、提高鎮定、舒張與抗壓的效果。因為它是天然的產物，能夠殺菌卻不會傷害人體，所以沒有副作用，經常被認為是很好的自然療法。若一個人常住在山林中修練功夫，有如天天在芬多精的森林浴中練功。

負離子的神奇

處在山林中修練，另一個好處是山林中充滿了負離子。含有較多負離子化水分子的空氣，會讓人體感到很舒適而愉快，日本人稱正離子是「疲勞離子」，而稱負離子為「舒適離子」、「元氣離子」或「空氣中的維他命」。它可以中和環境中所存在的正離子。

山林裡的負離子是藉由瀑布、溪水等所濺起的水花，或藉著植物光合作用，以及太陽光中的紫外線等作用所產生的。醫學上發現負離子對人體有淨化血液、活化細胞、增強免疫力、調整自律神經，以及消除失眠、頭痛、焦慮、預防血管硬化等好處[20]。

人體每天的新陳代謝就會產生正離子，由於都市環境的複雜，空氣中的離子平衡就遭受到破壞，所以大家都利用假日，到郊區踏青，來吸收負離子維持健康。

當然商人是不會放過這種商機的，開始以人工方式產生負離子，所以負離子產生機就如雨後春筍，各色各樣的產品紛紛問世。但一般消費大眾對負離子的瞭解不一定很清楚，也常被這些商品弄得眼花撩亂。在這裡對正離子、負離子、對身體造成不良影響的自由基，還有抗氧化等名詞，作一些背景的基本介紹，讓讀者有一些正確的認識。

一九〇五年諾貝爾物理獎得主菲力浦．萊納德（Philipp Lenard）博士發現，當瀑布的水由高處沖瀉而下，打到周圍的岩石或水面時，激起的大量水花，就會產生許多負離子。這些負離子會吸收空氣中的塵埃、細小的污染物等，達到淨化空氣的作用。這種大自然的自淨作用又稱為「萊納德效應（Lenard effect）」或稱為「電子化的噴霧效應（spray electrification）」或「瀑布效應（waterfall effect）」。

負離子產生的原理為何？離子指的是帶有電荷的原子或分子，帶正電的稱為正離子，或稱陽離子；帶負電的則是陰離子，後來也被稱為負離子。

以水（H_2O）為例，在正常狀態下水是中性的，也就是不帶電荷。水分子當中的氫（H）原子，它的原子核中有一個帶正電的質子，原子核外面有一個帶負電的電子環繞著它旋轉。若因某種力量的介入使電子離開原來的軌道，氫原子就會成為帶正電的狀態，這就是離子化的氫（H^+），另外形成一個帶負電的氫氧離子（OH^-）。在自然環境中，氫氧離子就是以附著於水（$H_2O + OH^- = H_3O_2^-$）的負離子方式存在。

由於水分子是自然環境中很容易被離子化的一種分子，所以當我們到了如瀑布的環境，負離子化的水分子含量就特別豐富。若您在家中淋浴、接近人造的噴泉，飛散的水粒子中也會含有一些負離子。

還有一種現象會產生負離子，就是打雷。打雷是帶電的雲層與地面的靜電中和所發生的放電現象，它會激發四周空氣中的分子形成負離子。一般市售的各種負離子製造機，就是利用這種原理，使用高電壓低電流的電路，來電離中性的空氣原子，將空氣分解成正離子與負離子；正離子較重會被特製的毛刷吸附，進入循環電流，而負離子較輕，就隨吹風機吹送出來。所以若您要買這類產品時，要留意在每單位體積內，能產生多少個負離子，也要注意這個數字是否有經過授權的單位認證。

依據《活用負離子健康法》[21]這本書的記載，當負離子在每平方公分七百個以上時，會使人感到空氣很清新，感覺很舒適。在每平方公分一千個以上時，就有利於人體的健康。每平方公分在八千個以上時對疾病會有療效，它可以治療的疾病有哮喘、鼻炎、神經性皮炎、肺氣腫、心臟病、高血壓等等，對腫瘤也有一定的療效。

根據作者引用日本各地的負離子的測試報告，一般辦公室的負離子數目每平方公分大約只有三十八個，百貨公司是四十六個，到了郊外則快速上升到二百三十個，溫泉區就激增到二千二百個。

抗氧化與自由基

氧化、抗氧化以及自由基是什麼？對氧原子（O）而言，它的原子核裡有八個帶正電的質子，周圍則有八個電子圍繞著它。其中有二個電子在內層能階的軌道繞行，六個電子在外層能階的軌道繞行。不過外層能階的軌道本來可以容納八個電子，還有二個「缺額」，所以氧原子就很容易去「搶奪」其他元素原子裡的電子過來，這種現象就稱為「氧化作用」。

當物質發生氧化的過程，會產生一種稱為自由基（free radical）或稱為游離基的原子，分子或離子。自由基的共價鍵因發生斷裂而形成不成對的電子。自由基會破壞人體的細胞，使細胞老化或者直接影響基因突變，產生癌症或侵襲內臟。根據統計，約有上百種的疾病與自由基有關聯，包含血管硬化、心臟疾病、痛風、糖尿病、關節炎、白內障、免疫系統失調等等。

既然氧化對健康造成傷害，因此人體又演化出由食物中攝取「抗氧化劑」的能力，如常見的穀胱甘肽、維生素C與維生素E等等。抗氧化劑就是指能減緩或防止氧化作用的物質。有許多維生素就具有抗氧化的作用，如有些帶深綠、黃色或橙色的植物，因含有豐富的維生素A，而能夠防止太陽輻射線的破壞。所以多吃這類食物，在人體內可扮演類似的作用，胡蘿蔔、南瓜、花椰菜、番薯、番茄、羽衣甘藍、桃和杏仁等蔬果類，含維生素A特別多。

維生素C在人體內則是一種可溶的抗氧化劑，如檸檬、胡椒、綠色菜葉的蔬菜、梅子、番茄等，都含豐富的維生素C。維生素E又名生育酚或產妊酚，它可溶解在脂肪中，有助防止多元不飽和脂肪酸及磷脂質被氧化，所以可以維持細胞膜的完整性。它能防止血液中的過氧化脂質增多，增進紅血球膜安定及紅血球的合成；能減少因空氣污染引起的效應，進而使肺臟的傷害降低；它又能減少老人斑的沉積等等。它的來源主要有麥芽、胡桃、種子、米、綠葉蔬菜、植物油和魚肝油等。

在山林中修練的好處，還有可飲用深山中自然的泉水，它未經都市自來水廠的處理，含有豐富的含氯量與微量元素，不含致癌的氯氣，也沒有致病的大腸桿菌，更沒有由老舊水管所產生的重金屬。市售的各種濾水器若使用不當，本身往往就是細菌孳生的溫床。

山林裡的陽光也較城市清新，都市裡的陽光與廢氣結合後，會產生各種致癌物質。最有名的就是美國洛杉磯市的陽光，筆者曾在那裡教過書，每天一早的天空就是灰茫茫一片；當地人稱之為「smog」，也就是酸霧。

這個新名詞是由英文字的「smoke」和「fog」二個字合併而成的。它形成的原因，是因晚間氣溫降低，空氣中的水分凝結降到地表，到了第二天清晨，太陽出來氣溫上升，水滴與工業或汽車排出的廢氣結合，困在近地面一帶，不易消散。

太陽光是公平的，無論照在地球各個角落，就是「陽光普照」，它的品質端看當地的人類如何給它「加工」。若是給它加上一堆工業廢氣、氣機車排煙、燃燒森林，就是致癌的陽光。若照射在森林中，產生光合作用，產生氧氣、芬多精、負離子，就是健康的陽光。

遠紅外線——生命的光線

陽光中還有一種非常珍貴的波段，叫做遠紅外線。它是位在肉眼看不見的波段中，它的波長比紅外線還要長。「遠」的意思就是說，它的波段離可見光的位置要比紅外線更遠。前面提過，由人體所發出的輻射波就是在遠紅外線的波段。氣功師父也是利用他身體所發出的遠紅外線來為人治病，所以遠紅外線也被稱為「生命的光線」。

我們每天享受著科技進步所賜的方便，但也承受著各種未知的傷害，如手機、基地台、高壓電纜、氣機車所產生的電磁波，各種污染氣體，還有因臭氧層被破壞而增多的紫外線。近年來在氣象預報中也加入了紫外線指數（ultra-violet index）的預測。

氣象單位會用綠、黃、橙、紅、紫幾種顏色來表示它的程度，綠色最安全，紫色最嚴重。若為黃色以上，就應採取一些保護措施，如戴太陽眼鏡、戴遮陽帽、打陽傘等，最好的方式就是待在室內，避免不必要的外出。

與紫外線正好相反的是紅外線，尤其是遠紅外線。在日出或日落時，由於陽光與地球角度的關係，它是以斜角入射，穿過較厚的大氣層路徑，所以一些紫外線或對皮膚有害的波長大部分都被吸收掉，照在人體的光線就以紅外線或遠紅外線為主，遠紅外線與紫外線二種光都屬於

紫外線指數

紫外線指數指的是在某一個時間地點，受到太陽紫外線的輻射強度計量。這種計量級數是國際標準，它的目的是用來保護人們不要受紫外線的傷害。

人的皮膚過量暴露在紫外線中會導致皮膚曬傷，肌膚老化增加皺紋，也會導致皮膚癌。若眼睛沒保護好受到傷害，就容易得到白內障。

不可見光。

前面介紹過，人的眼睛可以看到的電磁波波長在三百八十奈米到七百八十奈米之間，也就是紅、橙、黃、綠、藍、靛、紫七色光。波長短於三百八十奈米的光線就稱之為紫外線，長於七百八十奈米的就稱之為紅外線。紅外線的範圍很寬，由七百八十奈米到一百萬奈米都屬於它的範圍。為了更精確的定義，又將紅外線部分細分為三個部分。七百八十奈米到一千奈米的範圍稱為近紅外線，一千奈米到三千奈米的範圍稱為中紅外線，由三千奈米到一百萬奈米部分則稱之為遠紅外線。遠紅外線當中對人體健康最有幫助的範圍，是在四千奈米到一萬四千奈米之間。因為在這個範圍的光譜，可以與人體的分子產生共振，就好像接受氣功高手所發出來的「氣」一般。

遠紅外線對人體有種種好處，被稱為生命的光線有它的原因，讓我們先瞭解它的物理特性，再來瞭解它對身體的健康有何幫助。

首先，遠紅外線可以利用同相位的共振原理，在一瞬間將水分子中的氫鍵打斷，氫鍵就是水分子之間的結合鍵。也就是說它可以將水中比較大分子集團的氫鍵切斷，讓它變成較小分子集團的水。最小可以將水切割到五至六個分子，成為一個分子集團。

以目前的科技，已經可以由前面所提到的核磁共振（NMR）技術來測定分子集團的大小。當人體內的水屬於較大的水分子集團，會影響人體各種生理現象的運行，新陳代謝也會不太順暢。小分子集團的水可以讓人體的新陳代謝比較順暢，會產生其他正面的影響。比方說人的皮膚就會比較光滑，腸胃比較舒暢，頭腦比較清醒等等。當它對新陳代謝有幫助後，就能將燃燒後的廢物排出人體。當新陳代謝不順暢，那麼這個人就會衍生出許多疾病。

遠紅外線除了讓人體內的水分子集團變得較小的益處之外，因它是以熱輻射的方式來傳達它的電磁波，所以它並不需要中間的介質。它對人體會產生溫熱的效能，它的波長可以將能量直接傳達到人體的皮下組織，使組織中的原子產生共振的效應。這種共振效應，會使得皮下的溫度上升，促使微血管自然擴張來加強血液循環。所以當一個病人做完外科手術後，醫院會以遠紅外線燈來照射傷口，讓傷口快速復原，也避免傷口感染。所以讀者們若能在朝夕間多往山林中走走，尤其在其間練功，對身體的健康有非常好的幫助。

遠紅外線產品

目前市場上遠紅外線相關的產品相當多，因為遠紅外線陶瓷（far infrared ceramic）類的材料，可以將一般電磁波的頻率轉到遠紅外線的頻率，所以它們被認為是一種能量轉換器（Transducer）。這種陶瓷可以將環境的能量轉換到八至十微米（八千至一萬奈米）波長的遠紅外線電磁波。

遠紅外線還有一項很有用的功能，就是被它處理過的含水物質，所受到的影響可以維持相當長的時間，由數小時到數十小時，就好像它對能量有記憶的現象。

由這些現象，市場上有關的產品，大部分都是以遠紅外線陶瓷為基本的原料，再去做各種創意與應用。例如，醫院用的遠紅外線傷口照射儀、遠紅外線針灸儀、遠紅外線攝護腺炎治療儀等等。在日常生活上，將遠紅外線陶瓷粉末混合於織品，則可製造能發出遠紅外線波的服飾或保暖衣物。

但要如何分辨遠紅外線產品能量的真假呢？因為遠紅外線是一種不可見光，所以一般消費者無從分辨它的品質。不過若消費者能稍微注意下面幾件事，多少可以分辨出遠紅外線產品的真偽。

首先還是要注意，是否有專業單位的認證，如台灣電子檢驗中心、紡拓會、行政院衛生署等等。若有這些單位的檢驗證書，品質就比較有保障。在規格書內容方面，則要注意它所發出能量的波長是否在四到十四微米之間。有時這些產品會發出不同的彩色光線、聲音或有溫熱的暖風吹出，再搭配其他的功能會讓使用者感到更舒服。這些聲、光、熱的效果雖會帶來愉快的感覺，但與遠紅外線是沒有關係的。

第八章

正面與負面的能量

我們生活的環境中，有些地方會給我們正面的能量，但也有的地方會發出負面的能量，如深山與森林都會給我們正面的能量。

有實例報導出，有些人得到不治之症，為了讓人生最後的有限光陰，能活得有較好品質的生活，他們就毅然放棄醫院的治療，而選擇鄉村的環境。

這些人往往會到鄉下找一塊地，自己種菜自給自足，過著陶淵明「歸園田居」的生活。經常過了醫師預測的生存期，他們還是活得很好，活得非常快樂，這些例子不勝枚舉。

避開負面的能量

在大都會地區，由於空氣污染與噪音，還有人與人之間競爭的摩擦，使得人們生活在莫名的壓力中，而負面的能量，只要一有破洞就會爆發出來。最有名的例子就是一九九二年的初夏，美國洛杉磯發生黑人暴動，燒殺掠奪，第一天就有四十餘人死亡，千人受傷，商店建築設施損失慘重。原因僅僅是因為有位黑人因駕車違規，被四名白人警察毆打，而後來法院卻宣告四名白人無罪開釋，以致引起了黑人的大暴動。

美國的一些大都市，貧富不均，有人開著名車，有人流浪街頭，到處可以看到流浪漢。這些流浪漢都有他們背後的故事，有家庭的不幸，有事業失敗，而最大比例的是毒品，毒品使他們聲敗名裂，無家可歸。

毒品是一種化學成分，刺激了腦，使腦波發出虛幻而不實的電磁波，這種負面的電磁波主宰著身體的一切。

戒毒就是要將負面的電磁波校正回來，現在有許多以針灸戒毒、針灸戒菸成功的例子。

針灸就是將細針插入人體適當的穴位，再加上專業的操作，來刺激特定的穴位。有時加上燃燒艾草產生熱能，傳送到穴位；因燃燒艾草所產生的光譜正好是遠紅外線的範圍，所以有調整人體電磁波的功能。

吸毒和吸菸都是吸取負面的能量，而針灸治療是給予正面的能量，使用正面的能量來克服負面的能量，二者達到陰陽中和的功效。

俗語說：「心平氣和」，內心平靜了，「氣」自然平和，若大都市能全面綠化，讓市民有如生活在一個大花園大森林中，相信示威、抗議、暴動的事應該會減少一些。

群眾運動的能量

多年前我曾指導過警察大學一位碩士班研究生的論文，論文題目是有關於街頭群眾運動的應對措施[22]；就是蒐集各種群眾運動的背景資料，包含示威的地點、人物、訴求、現場氣氛、主管單位處理方式等。

這項研究的目的是希望做出一些建議，讓示威活動有較好的收場，不要釀成傷亡，不要讓場面失控。群眾運動的現場千變萬化，有時可以很平和的結束，有時卻一發不可收拾，造成死傷纍纍。到底是什麼原因有這麼大的差別？「現場氣氛」就是一項很重要的影響因子，「氣氛」就是「氣」的一種。若將「氣」處理好了，其他的問題就比較好處理，場面較不致失控。

台灣早期的群眾運動，政府經常將它當作洪水猛獸。有時少數人的示威，政府卻出動大批人馬「鎮暴」，結果「愈鎮愈暴」。因為百姓的「怨氣」不得紓解，在二股不諧和的氣場衝撞之下，現場狀況愈演愈烈。

台灣在一九四七年二月的「二二八」事件與一九七九年十二月的「美麗島事件」就是最典型的例子。而在二〇〇六年八月的「紅衫軍運動」，雖有百萬人參加，但因大家的「正氣」一致，電磁波和諧共振，電磁場沒有亂流。雖由綠色元老發起，但藍綠從來沒有如此和諧過，雖有一些意見落差，但沒有發生明顯的傷亡事件。這件事即使在世界的群眾運動史上，也是一件值得讚賞與研究的案例。

由這幾個例子可以看出，群眾運動就是一種氣場的運動，大家的「氣」對上了，事情就平和，「氣」對不上，就發生衝突與彼此的傷害。在外國最容易發生衝突的是，各種大型的球類比賽。無論是客隊或主隊，不管哪對輸贏，經常發生球迷以打群架來發洩心中的「氣」。

我在美國念書的學校，全校學生不到三萬人，整個大學城居民也只有五萬人，但美式足球場卻有五萬個座位。每次球賽幾乎場場爆滿，座無虛席。剛開始我心裡有些納悶，在家看電視轉播就可以了，何必這麼辛苦，又花錢買票，又排半天隊去人擠人呢？

有一次比賽，硬被同學拉去現場看，這下子才體會到這股「氣」的力量，也體會到什麼是「主場優勢」。當主隊進攻時，全場的吼聲驚天動地，每個觀眾幾乎都達到忘我的程度。記得那場賽事是主隊獲勝，所有的觀眾幾乎瘋狂，不管認不認識，大家又擁抱又跳躍。一場球賽下來，觀眾好像比球員還累。我回到宿舍之後，興奮之情多日未消。

此時若要與人解釋什麼是「氣」？只要到您關心的大型球賽現場體會一下就知道了。

有時一個人感到心情不好的時候，去看場萬人的演唱會、或萬人的球賽，與所有的觀眾一起吼叫，讓身體的「氣」好好地與志同道合的人們共振一番，這對健康是有幫助的。個性較憂愁善感的人，建議少去有負面能量的場合，如看悲劇電影、聽負面的新聞，就像有些老人家，上了年紀後就不再參加親友的葬禮，這就是對自己正面能量的保護。

希臘籍的蘭寧仕醫師，在他的《來自身體的聲音》[23]書上就列出了哪些是負面的能量；比方每看一次電視新聞、大發一頓脾氣、飲用汽水可樂等等，都會讓免疫力降低。而擁抱生病的老人家，就可以給老人家若干抵抗力、到海邊散步一會兒、每天大笑幾分鐘、或從事藝術創作、做自己喜歡的工作，都可以增強人的免疫力。

免疫力就是正面的能量，一種「正氣」。

讀者中若有從事教育工作者，大概都有類似的惱人經驗，就是每當上課時，在座的同學們不專心聽課。在講堂上老師用心授課，但就是有同學遲到、打瞌睡、聊天、傳字條、講手機；此時老師與學生間就產生了負面的能量，老師與學生之間的「氣」就斷了，就沒有共振了。如此互相影響下，老師會愈講愈沒勁，學生會愈聽愈無聊。

依個人經驗，這種情形愈是高等的學府愈嚴重，中小學因為有升學的壓力，有推甄的門檻，情況倒還好，較嚴重的是發生在大學。究其原因就是我們的升學制度，從進幼稚園開始，一切都為了進好的大學，一旦進了大學，求學的任務就達成了，對自己、對父母、對社會已有了交代。即使考進的是一流的學府，還是曾發生過有名人演講，聽講的學生有吃便當、啃雞腿的。

張忠謀先生曾說過，「在知識經濟時代，學而優則『創』」[24]。這個創字就是無限的創意，創意從何而來？就是從課堂上老師的教材，你給老師求知欲望的眼神，老師給你腦力激發的回饋，你與同學或同事間的腦力振盪，如此種種正面「氣場」的感應能量，創意就出來了。俗語說，「人活著就是為了爭一口氣」，這口氣就是維持生命的一切，包含求知的氣，求健康的氣，求榮華富貴的氣，當然最重要的就是求「正氣」，正氣就是正面的能量。俗語說「近朱者赤近墨者黑」，為何孟母要三遷，就是因為孟母很注重孟子的幼年教育，希望孟子不要受不良環境的影響，而在行為上有了偏差。我出生與成長在如電影〈艋舺〉的環境裡，到了小學四年級，父母毅然搬離那裡，遷到了台北東門的「文教區」。過了若干年，常在社會新聞上看到，小學的某某同學被送管訓、某某同學被判刑，這就是居住環境中負面能量的相互影響。

負面的能量會產生負面的情緒，負面的情緒又會影響人體的免疫力。台大免疫學孫安迪博士曾發表過一篇文章，討論情緒與免疫的關係。他認為情緒的障礙，特別是由緊張刺激所引起的負面情緒，會改變人體免疫的功能，也會增加人體對疾病感染的機會。他在文章中提到，有人將若干近期喪偶的人與未喪偶的人做對照，發現前者淋巴細胞分裂反應會下降。

另一個實驗是，將受到較強刺激和較弱刺激的兩組人，做人格特徵及所患疾病檢查對比研究，結果發現前者呼吸道的第一道防線明顯下降，並且罹患上呼吸道感染的人數上升。他們的人格大多是具有「高度的權力慾望」，並且「受到壓抑」。其他類似的實驗，也都由精神免疫學提供了可靠的證據。

孫安迪博士的報告中還提到，情緒與免疫的研究，還涉及到腫瘤疾病與自體免疫的問題。醫學證實良性與惡性腫瘤的患者間，因心理反應不同，到後來他們的病情會有不同的結果。這項驚人的發現，讓人覺得不去檢查還好，當檢查出有腫瘤時，結果是自己嚇自己。不過往正面想，萬一不幸檢查出有問題，就設法由自體產生正面的能量，讓腫瘤不要惡化，這已是被醫學證實的事實。不當的情緒壓力會打破免疫平衡，造成免疫失調，影響自己的免疫力。

我有一個經驗，小時候我的數學不是很好，每次考數學，只要一發考卷，肚子就開始疼痛。後來因立志要學物理，而老師說要學好物理，就要先將數學學好。所以就開始埋頭苦讀，將數學弄得很清楚。後來幾次考試，數學成績還都不錯，從此這個毛病就不藥而癒。這就是情緒影響生理的最好見證，愈是害怕的事情，愈要去面對它，以正面的磁場，正面的能量去調適它，克服它，事情就解決了大半。心病要心藥醫，心藥就是心靈的精神力量，要靠專注的意念，還有人與人的互相勉勵與打氣。這也是大家一起聚在教堂做禮拜、一起在大雄寶殿念佛的原因，就是要以群聚的力量來增加正面的能量。這種心藥絕不是服用補腎固精、跌打損傷、維他命A、B、C、D等等可以取代的。

乘虛而入的怪力亂神

現今的社會，有各式各樣與健康有關的產品，若再加上與身心靈相關的課程，真是琳瑯滿目讓人看了眼花撩亂。英國有一本暢銷書《販賣恐懼：脫軌的風險判斷（*Risk: the science and politics of fear*）》[25]，這本書揭露了現代人，每天被各種媒體與為了商業目的宣傳手法，嚇得終日惶恐不安。由近年來的歷史來看，我們已經相對的活在健康與安全的環境中，可是卻生活在「恐懼」的文化中。

「恐懼」與「寂寞」是現代人的通病，古時杞國有一個人因為擔心天會塌下來，而每天坐立不安。所以今人就用「杞人憂天」來比喻人缺乏安全感，而做出太多不必要的事情。唐朝的陸象先常常對人說：「天下本無事，只是人自擾之。」因為這樣才將事情愈弄愈糟，只要在開始態度冷靜，事情便簡單了，這就是「庸人自擾」的意思。

「寂寞」與「恐懼」有時像孿生兄弟，因為寂寞就使人的注意力往不必要的地方移轉。若一個人每天都很繁忙，連喘口氣的時間都沒有，哪來的恐懼感？

適當的恐懼也許不是壞事，《孟子．告子章句下》說道：「入則無法家弼士，出則無敵國外患者，國恆亡！」意思是說一個國家，對內如果沒有好的臣子和賢士，對外如果沒有敵人或禍患，國家就會滅亡。這就是希望政府繃緊神經，兢兢業業的為百姓做事，百姓也能居安思危，隨時能應對突發的事件。天下事過猶不及，保持中庸之道是最好的方法。

自找煩惱的煩惱

如何擺脫這種無孔不入的負面能量呢？孔子說：「智者不惑，仁者不憂，勇者不懼」，就是要靠智慧、仁心與勇氣。有了智慧，瞭解事情的真相，就不會被嚇人的商品所迷惑。有了仁心，就不會去從事這些嚇人的行業。有了勇氣，就不會被任何「恐懼」商品所嚇到。

人最容易被怪力亂神所影響的時機，就是在遇到困擾時，無論是事業、感情、家庭產生問題，一般人會六神無主，而販賣「恐懼」的行業就會趁虛而入。由心理學層面來說，遇到不幸的人臉色一定好不起來，由氣場的觀點，臉部的氣色也一定很無光，非常容易被從事「恐懼」行業的人識出。這時若能平心靜氣，自我調氣，不要像無頭蒼蠅到處求助，尤其是不要向販賣「恐懼」的人求助，否則自投羅網有如雪上加霜，情況會更複雜，更難以收拾。

士氣的能量

再舉一個我自己經歷的例子；早年入伍當兵時，我們的營區位在台中一個新兵訓練中心。當時正進行一項例行的夜間行軍教育課程，走出營區後，部隊就進入完全沒有燈光的野地，以夜黑風高伸手不見五指來形容當時的環境是最恰當的，每個人都緊跟著前面的同學，深恐走失。當部隊行進一段時間，忽然滿天的亮點隨風飛舞，好像處在雪花紛飛的世界。後來聽到長官一聲哨音，要部隊就地休息，當我們坐下來後，才發現原來我們身處在墓地之中。那些滿天飛舞的亮點原來是墳墓的磷火，這時候有同學開始中邪般的大叫，弄得場面幾乎失控。

第二天受驚嚇的同學，身體明顯的不適，頭痛發燒，忽冷忽熱。有人請教輔導長為何不先知會同學，讓同學們心裡有個準備。輔導長是位由大陸隨國軍來台的資深軍官，他身經百戰，他認為戰場上首要面對的是活的敵人，對往生者只要心存善念，有什麼好怕的呢？而若事先通知，相信會有更多的同學，還沒走到一半都嚇壞了。

有些當過兵的年輕人，在職場上的適應力會較強，也較能吃苦耐勞。在軍中才能真正體會「士氣」是什麼，軍中一再強調鼓舞士氣與磨練志氣，在作戰時若士氣不佳，就會吃敗戰。退伍後將這種精神帶到職場上，無論是為人當伙計，或自己當老闆，這種同夥間的士氣是不可缺的。

發揮信心潛能的故事

每個人都具備了身心靈潛的能，只是平常不一定能發輝出來，或沒有好好地善用它們。人與人的溝通上，若能用心，再大的困難，也都能解決。要成為一個好的談判專家，第一要件就是要有心靈的素養，談判就是要雙贏，而非通吃。無論是經營事業、人際或家庭，只要拿出心靈的誠意，結果應該都是圓滿成功的。

下面的例子，就是一群人以信心與誠心的投入，完成了一項相當困難的任務。時間回到二〇〇二年的夏天，由於某種機緣，我參加了中國的「扶貧計畫」，顧名思義「扶貧」就是扶助貧窮的意思。

由實際參與他們的工作，讓我的人生體會到了完全不同的生活與經驗。這種經驗對生活在安逸富足的人們來說，是不容易感受到的，我很珍惜這段經驗，也願意將它寫出來分享。有一些人雖然住在窮鄉僻壤，生活過得很貧困，物質很缺乏，但他們守信用與自愛的精神，卻比一般養尊處優、生活在富裕環境的人還要值得令人尊敬。

「扶貧計畫」是中國政府的一項社會濟貧政策，目的是要設法幫助貧窮的百姓，讓他們的生活獲得改善，減少貧窮的人口比例。其中一項措施就是在較貧窮的地區廣設「扶貧合作社」，以微型貸款來改善貧民的生活，使他們逐漸「脫貧」而邁入小康。

我剛抵達的第二天就參加他們召開的工作會報，自己也逐步進入狀況。主持會議的是北京社會科學院農村發展研究所的領導們，除了主辦單位的官員外，參加的成員，還有遠從千里外的河南虞城縣與南召縣、河北石家莊與易縣、和我們幾位從台灣來的工作人員。

「扶貧合作社」在這裡已進行了許多年，除了貸款給需要資金的窮人，還協助他們善用這筆資金從事各種行業。如購買種子來種植作物，並教他們如何照顧這些作物、或購買小型自動化機具，讓生產力提高、或購買較好品種的小牛小豬，教他們如何照顧這些牲畜，養大後賣得好價錢等等。

它最大的特點就是只貸款給窮人，不貸款給富人；只貸給女性，而不貸款給男性；因為許多男性都不願意固守家園，經常貸到款後不去做原來該做的事，而輕易的將貸款揮霍掉。原有的貧戶接受貸款後，若過了幾年生活改善了，達到脫貧的標準，就不再貸款給他們，而將這筆基金貸款給新申請的貧戶。這種設計，是給貧戶們釣魚竿而不是給他們魚，也就是所謂的「漁而不魚」。

我所尊重的長輩楊麟先生[26]與統一集團總裁林蒼生先生，都是基金的捐助者。他們希望所捐助的基金能夠被有效的運用，發揮應有的效能。因我長期從事人工智慧的應用領域，經過一次簡短的面談，就被邀請參加這項計畫，看對計畫的未來能否有所幫助。

當時的幾個扶貧社，已有五萬多位會員，計畫的目的是要協助他們

扶貧組織

扶貧組織起源於南亞東部的孟加拉國，他們稱它為「格拉明鄉村銀行」（Grameen Bank）。據瞭解他們的環境要比在這裡所見到的更落後，但他們已經默默的實施了二十多年，幫助了成千上萬的貧窮百姓。他們的創始人是孟加拉的穆罕默德·尤納斯教授（Muhammad Yunus），他在一項獎學金的資助下，於一九六九年在美國的范德比爾特大學獲得經濟學博士的學位。他在一九七二年回到孟加拉國的吉大港大學擔任經濟學教授。

建立現代化的微型貸款機制。當工作會報結束，我們就驅車前往河北易縣扶貧合作社，先做初步的瞭解。它位於河北省保定市的易縣，離北京約三小時車程，到了目的地，看到的是一座非常簡陋的農舍。

一進門就聽到打算盤的聲音，那是我在小時候才聽得到的聲音。進到辦公室，約有十位左右的工作人員，每個人都埋頭打算盤，就像現在銀行行員埋頭打電腦一樣。我在筆記本記下「要電腦化」。當我們停留沒多久，忽然遇到停電；他們說停電是每天的例行狀況，有時停一小時，有時停兩、三個小時是拿不準的。此時有些人就移到靠窗口光線較好的地方，繼續工作。我記下「若有了電腦但是常停電，該怎麼克服？」他們的電話是要靠人工轉接的，我接著記下「要安裝網路專線」，就這樣我記載了數十條「不可能的任務」。後來又到其他幾所扶貧分社參觀，發現狀況也差不多，也有更多的問題。

後來逐漸瞭解「扶貧合作社」的整個背景，包含制度的設計理念，運作的方式，成敗的關鍵等等。我將所發現的問題與解決問題的構想，做成一個簡報稿，向北京主管單位與基金會提出具體的報告。結論是

「立刻進行」，經費由基金會支持，人力由北京的官員與現有扶貧合作社的人員分派。因當時我在日本東京尚有一件合約在執行中，所以從此在台北、東京、北京之間馬不停蹄地往返奔波。

我們第一件工作就是購買電腦，有了電腦再由台北派工程師，為參

尤納斯的電信企業

尤納斯教授除了發展格拉明鄉村銀行之外，他還發展了尤納斯的電信企業（Grameen Phone），是孟加拉最大的私人電信公司。Polli Phone則是供給貧窮女性的通訊與經濟用途。Grameen Star Education是讓學生能選讀課程，也當作多層式市場推廣的重點。Grameen Check開創了孟加拉本土服飾的潮流，受到孟加拉各階層人士的歡迎。他說過最有名的一句話：「有一天，我們的子孫將只會在博物館裡見識到貧窮。」

與的工作人員作電腦基本操作培訓。再來就是將「格拉明鄉村銀行」所提供的整套作業準則，翻譯成電腦可以執行的系統分析文件。然後再密集與合作社的資深經理們討論出正確的方向，開始撰寫電腦軟體程式。如此不停的溝通，腦力不停的激盪，到了後來大家的默契已達到和諧共振的地步。

到了二〇〇四年底，整個電腦程式終於完成了，北京總部將所轄的各個分社成員，集中在河北的石家莊辦理培訓工作，一步步的教導所有成員如何上線作業。到此「扶貧合作社」由算盤時代進入了電腦網路時代，我們的任務終於告一段落；後來也持續進行一些修改與維護的工作。數年後，他們將整個系統交給一家專業的電腦公司，負責做長期維護與推廣工作，我們的任務也就大功告成了。

在二〇〇六年底，穆罕默德．尤納斯教授因為「格拉明鄉村銀行」的成功，獲得當年的諾貝爾和平獎[27]。這件消息傳來，讓我們整個團隊興奮不已。這件事給我們的啟示就是，只要面對問題，大家同心同力，去感動領導。再大的問題自然就有領導挺身而出，來協助克服問題。像孟加拉如此困難的環境，都可以將貧窮問題解決得如此成功，為何我們就不行呢？就像在這個計畫中，無論是電腦、電力、網路、培訓等等的問題，後來都一一的解決，最後終於將電腦程式上線推廣。

扶貧計畫最令人推崇的是它對貸款者的「信心與尊重」，這是信用貸款，貸款者不需任何抵押品。而且貸款人要夠窮，才貸給他們，與一般銀行的貸富不貸窮正好相反。貸款人自己找五個人成一個小組，大家互相幫助、互相保證。這種制度實施了那麼多年，它的還款率達到了百分之九十八以上，真不可思議。那一點點還不出錢的，大半是家庭發生意外或不可抗拒的原因。這點對一些有錢人向銀行貸款後，存心不還而造成呆帳的人應有一些啟示作用。

有件事值得一提的就是在二〇〇二年年底，我們在河北易縣舉辦了一次培訓課程，主辦單位將安排我們住在當地一家酒店「清西陵行宮賓館」，就位在「西陵」邊。「西陵」裡埋葬著清雍正、嘉慶、道光、光緒四位皇帝及他們的後妃、王爺、公主、阿哥等八十人，共有十四座陵寢。我們入住後才發現住進了「陵寢」堆裡邊了，不禁毛骨悚然。當時正值嚴冬，並非旅遊季節，用餐時，餐廳沒看到其他住客，感覺上整個酒店好像只有我們幾個客人，非常冷清。

到了半夜我被一陣涼風吹醒，因為外面的氣溫在零度以下，室內暖氣不足，而古老木質的建築物，門窗的間隙很大，冷風一下就吹了進來，而且還發出各種奇怪的聲音。風大時如狼嚎，風小時如拉胡琴，還有不同的音階。更可怕的是院子裡的竹林，被風吹得互相摩擦發出可怕的聲音。又不知是哪一間房門沒關好，整晚發出一開一合的吱吱聲，有如倩女幽魂再現。

第二天我們幾個大男人誰也不好意思提這件事，就這樣住了一個星期。一直到回台北時，才有人提起，原來大家都被嚇得要命，這時我們最需要的就是「正氣」以備不時之需。

結語

這本書是用現代科技的角度，對身心靈做了一些詮釋。這本書由我如何走入物理的世界開始，敘述我在美國愛荷華與柏克萊的所見所聞；再接著是我與梅門氣功的結緣，以所學的物理觀點來看梅門平甩功的科學基礎，來分析平甩功對健康幫助的道理，也分析了平甩功「三分功法與七分心法」的哲理。

我國數千年流傳下來的各種氣功的功法，都與能量有密不可分的關係。這本書就以人體所發出能量的物理基礎，來探討這種能量的特質，以及人與人之間能量共振的現象，來描述人體間電磁場的互動。也同時介紹了近代物理中，量子力學的基礎以及它與人體能量間的關聯。

由人體所發出的能量，可以在許多方面做有意義的應用，這本書也對人體生命探測儀與遠紅外線的應用和在氣功強身方面都做了一般性的介紹。這些能量除了在醫療、健康方面的應用，也就是「身」的應用外，在心與靈方面，如心電感應、人與人間正負能量會有相互的影響。

信仰會產生安定心靈的作用，但迷信有時會造成身心靈的傷害。本書也嘗試以科學的觀點，來探討一些民俗的習慣，希望能減少一些因迷信而造成的負面影響。無論是信仰或是迷信，是正面的影響或負面的影響，先去瞭解它，再決定是否相信它。一切掌握在自己的智慧與自由意志，這樣將來受益的機會就會增高，受傷害的機會相對就會減低。

這本書也敘述由一些國外知名的物理學家與心靈學家，所先後出版的暢銷書中，都清楚的表達出，東方的哲學與西方的科學遲早會匯合在一起，達到真正的身心靈合一。東方的醫學與西方的醫學，同樣的，二者也遲早會走入融會貫通，中西醫結合造福人類的境界。

這本書列舉了一些實際發生的例子，來做為一些論述的參考。有些是發生在筆者自己身上，是我身歷其境的經驗，寫出來與讀者分享。有些是發生在我們這個社會，或是發生在國外社會的事件。

近年來國內的各個教育學府，無論是各個不同的科系，或不同的領域，都陸續開辦了有關通識教育或是生命教育相關的課程。以教育的角度而言，這是很大的突破，以往的教育方式，學生幾乎很少有機會接觸這方面的課程。而現在的學生接受了這些觀念後，對他們的人生歷程，將會有非常大的影響，對下一代的學子們身心靈的成長，將有很正面的幫助。

衷心的致謝

這本書的出版，首先要感謝梅門一炁流行李鳳山師父的鼓勵與方向指點，讓我有機緣來寫這本書。

感謝梅門美國亞歷桑納州鳳凰城分會的發起人郭美妃師姐，對這本書自始至終提出寶貴的意見。

感謝梅門張師姐麗雪熱心的安排與商周溝通的細節。

感謝梅門美洲總會會長王成章師兄的鼓勵與寶貴的建議。

感謝梅門梁亞忠師兄對「人體氣場場感應儀」在梅門道場的展示安排、外觀美化與對參觀者的測試解說。

感謝台北市氣功文化學會鍾國強老師所提供的寶貴意見，以及分享學會網頁上豐富的資料。

因曾參加中華生命電磁學會所舉辦的「國際生物能信息醫學大會」，結識了崔玖教授、樓予偉教授、楊乃彥教授等學者，由這項會議中所發表的論文，成了這本書非常重要的參考資料；也因為參加這項大會而與梅門結緣，也促成寫這本書的動機。

要感謝國立中央大學光電研究所與生命科學研究所的張榮森教授，他將我帶進生命與電磁場的領域，也邀請我參加多項國際會議。張教授是我在大學念物理系時的學長，也曾一起在中山科學研究院服務。張教授曾推介我在中央大學兼任教職，四十多年的學長學弟交情彌足珍貴，他也提供給我這本書許多的參考內容。

感謝福建中醫藥大學中西醫研究院的杜建院長，以及杜建工作室的教授與醫師們，他們邀請我擔任他們的客座教授，與他們一起作中醫現代化的研究工作。我向他們學習寶貴的中醫與「氣」的精闢論述，以「氣」診病的辯證方法。我則教授物理與光電在中醫上的應用，教學相長互相學習。

感謝其他所有提供給我無價的建議與資料的好朋友們，雖無法一一列名致謝，但所有的意見讓這本書更為充實。

最後當然更感謝商周出版對這本書出版的支持。

延伸閱讀

1.《李鳳山自馭之道》，李鳳山著，商周出版，二〇一一年十一月。

2.「第六屆國際生物能信息醫學大會論文集」，台灣台北，二〇一一年一月。

3.「未解之迷（2）：天然核反應堆」，紐約新唐人電視台節目，永昶，元慶編輯，二〇〇二年十二月十八日。

4.《李鳳山養生四書》，李鳳山著，商周出版，二〇一一年七月。

5.《平甩的奇蹟》，李鳳山著，梅門一氣流行養生學苑出版，二〇〇三年八月。

6.梅門一炁流行網頁：http://www.meimen.org/

7.「世界衛生組織首次表態：手機可能致癌」，新京報，二〇一一年六月五日。

8.「執行非游離輻射環境監測」，行政院環境保護署，二〇一一年五月二十日。

9.「氣與炁的場論初探，第五屆天人實學研討會論文集」，劉劍輝，二〇一二年四月二日。

10.「第23屆中國國際測量控制與儀器儀表展覽會」，二〇一二年八月二十一日～二十四日。

11.《氣的樂章》，王唯工著，大塊文化出版，二〇〇二年九月。

12.《實用氣功外氣療法》，畢永升著，千華出版公司出版，一九八九年一月。

13.「自然療法與中醫現代化，大家來打太極拳」，呂萬安，郭正典，科學發展四〇一期，二〇〇六年五月。

14.《中醫診斷學》，朱文峰主編，中國中醫藥出版社，二〇一二年三月。

15.《真原醫》，楊定一著，天下雜誌出版，二〇一二年五月。

16.「陰謀論：歐巴馬年輕時訪火星（Conspiracy theory: Obama

went to Mars as teen）」：http://www.msnbc.msn.com/id/45878146/ns/technology_and_science-space/t/conspiracy-theory-obama-went-mars-teen/#.UB6Z9aPpWVo

17.「物理學之道——現代物理學與東方神祕主義」，The Tao of physics com/id/45878146/ns/technology_and_science-mordern physics and eastern mysticism, Fritjof Capra,Shambhala Publications, Inc. 1975.

18.《*The Secret*》, Rhonda Byrne, Atria Books, 2006.

19.林務局全球資訊網：http://www.forest.gov.tw/

20.「負離子的原理及應用」，馬振基著，清華大學化工系《科學發展》二〇〇七年五月，四十三期，五四～五六頁。

21.《活用負離子健康法》，八藤真著，李久霖譯，世茂出版社，二〇〇二年十二月。

22.「危機處理專家系統研究，中央警察大學碩士論文」，研究生石增剛，指導教授賀立維博士、程其偉博士，一九九二年八月。

23.《來自身體的聲音》，藍寧仕（Dimitrios Lenis）著，大塊文化出版，二〇〇三年六月。
24.「知識經濟時代，學而優則『創』！」，張忠謀作，《工業技術與資訊》月刊，二〇一二年八月號。
25.《販賣恐懼：脫軌的風險判斷（*Risk: the science and politics of fear*）》，丹・賈德納（Dan Gardner）著，李靜怡、黃慧慧譯，博雅書屋，二〇〇九年八月。
26.「我們去大後方」，楊麟著，文摘報，二〇〇五年六月。http://www.gmw.cn/01wzb/2005-06/16/content_251977.htm
27.《窮人的銀行家》，尤努斯著，吳士宏著，新知三聯書店出版，二〇〇六年六月。

國家圖書館出版品預行編目資料

人體能量學的奧祕——爲什麼可以甩出健康的身心靈？／賀立維著. 初版. ——台北市：商周出版：家庭傳媒城邦分公司發行,2012.10
面； 公分.——（商周養生館；37）

ISBN 978-986-272-250-3（平裝）
1.氣功 2.能量

413.94 101018843

商周養生館 37

人體能量學的奧祕 為什麼可以甩出健康的身心靈？（增修版）

作　　者／賀立維
企畫選書／黃靖卉
責任編輯／彭子宸
版　　權／黃淑敏、吳亭儀、邱珮芸
行銷業務／周佑潔、黃崇華、張媖茜
總 編 輯／黃靖卉
總 經 理／彭之琬
事業群總經理／黃淑貞
發 行 人／何飛鵬
法律顧問／元禾法律事務所 王子文律師
出　　版／商周出版
台北市104民生東路二段141號9樓
電話：(02) 25007008 傳真：(02)25007759
E-mail:bwp.service@cite.com.tw
發　　行／英屬蓋曼群島商家庭傳媒股份有限公司城邦分公司
台北市中山區民生東路二段141號2樓
書虫客服服務專線：02-25007718；25007719
服務時間：週一至週五上午09:30-12:00；下午13:30-17:00
24小時傳真專線：02-25001990；25001991
劃撥帳號：19863813；戶名：書虫股份有限公司
讀者服務信箱：service@readingclub.com.tw
城邦讀書花園：www.cite.com.tw
香港發行所／城邦（香港）出版集團有限公司
香港灣仔駱克道 193 號東超商業中心 1F E-mail : hkcite@biznetvigator.com
電話：(852) 25086231 傳真：(852) 25789337
馬新發行所／城邦（馬新）出版集團【Cite (M) Sdn Bhd】
41, Jalan Radin Anum, Bandar Baru Sri Petaling,
57000 Kuala Lumpur, Malaysia.
電話：(603) 90578822 傳真：(603) 90576622
Email: cite@cite.com.my

封面設計／張燕儀
美術編輯／陳健美
印　　刷／韋懋實業有限公司
經 銷 商／聯合發行股份有限公司
地址：新北市231 新店區寶橋路235 巷6 弄6 號2 樓
電話：(02)2917-8022 傳真：(02)2911-0053

■2012年10月03日初版
■2021年01月05日二版一刷
定價340元

Printed in Taiwan

城邦讀書花園
www.cite.com.tw

 ISBN 978-986-272-250-3

商周出版

廣　告　回　函
北區郵政管理登記證
北臺字第000791號
郵資已付，免貼郵票

104　台北市民生東路二段141號2樓

英屬蓋曼群島商家庭傳媒股份有限公司城邦分公司　收

請沿虛線對摺，謝謝！

商周出版

書號：BUD037X　　　書名：人體能量學的奧祕（增修版）

請於此處用膠水黏貼

商周出版

讀者回函卡

感謝您購買我們出版的書籍！請費心填寫此回函卡，我們將不定期寄上城邦集團最新的出版訊息。

不定期好禮相贈！
立即加入：商周出版
Facebook 粉絲團

姓名：＿＿＿＿＿＿＿＿＿＿ 性別：□男 □女

生日：西元＿＿＿＿年＿＿＿＿月＿＿＿＿日

地址：＿＿＿＿＿＿＿＿＿＿

聯絡電話：＿＿＿＿＿＿＿＿ 傳真：＿＿＿＿＿＿＿＿

E-mail ：

學歷：□ 1. 小學 □ 2. 國中 □ 3. 高中 □ 4. 大學 □ 5. 研究所以上

職業：□ 1. 學生 □ 2. 軍公教 □ 3. 服務 □ 4. 金融 □ 5. 製造 □ 6. 資訊

□ 7. 傳播 □ 8. 自由業 □ 9. 農漁牧 □ 10. 家管 □ 11. 退休

□ 12. 其他＿＿＿＿＿＿＿＿

您從何種方式得知本書消息？

□ 1. 書店 □ 2. 網路 □ 3. 報紙 □ 4. 雜誌 □ 5. 廣播 □ 6. 電視

□ 7. 親友推薦 □ 8. 其他＿＿＿＿＿＿＿＿

您通常以何種方式購書？

□ 1. 書店 □ 2. 網路 □ 3. 傳真訂購 □ 4. 郵局劃撥 □ 5. 其他＿＿＿＿

您喜歡閱讀那些類別的書籍？

□ 1. 財經商業 □ 2. 自然科學 □ 3. 歷史 □ 4. 法律 □ 5. 文學

□ 6. 休閒旅遊 □ 7. 小說 □ 8. 人物傳記 □ 9. 生活、勵志 □ 10. 其他

對我們的建議：＿＿＿＿＿＿＿＿＿＿

請於此處用膠水黏貼